NUTRITION

营养密码

身体缺什么，你就补什么

主　编　夏慧丽

编　委　（排名不分先后）
李　政　廊坊食品工程学校
赵　研　廊坊食品工程学校
吴小虎　辅丰仪器（上海）有限公司

U0281202

电子工业出版社
Publishing House of Electronics Industry
北京·BEIJING

图书在版编目（CIP）数据

营养密码：身体缺什么，你就补什么/夏慧丽主编. —北京：电子工业出版社，2018.10

ISBN 978-7-121-34946-1

Ⅰ.①营… Ⅱ.①夏… Ⅲ.①营养卫生—普及读物 Ⅳ.①R15-49

中国版本图书馆CIP数据核字（2018）第199344号

责任编辑：郝喜娟
特约编辑：孙　鹏
印　　刷：北京虎彩文化传播有限公司
装　　订：北京虎彩文化传播有限公司
出版发行：电子工业出版社
　　　　　北京市海淀区万寿路173信箱　　邮编：100036
开　　本：880×1230　1/32　印张：8.375　字数：214千字
版　　次：2018年10月第1版
印　　次：2024年 7 月第13次印刷
定　　价：42.00元

凡所购买电子工业出版社图书有缺损问题，请向购买书店调换。若书店售缺，请与本社发行部联系，联系及邮购电话：（010）88254888，88258888。

质量投诉请发邮件至zlts@phei.com.cn，盗版侵权举报请发邮件至dbqq@phei.com.cn。

本书咨询联系方式：haoxijuan@phei.com.cn

序　言　PREFACE

营养是生命的源泉，从胚胎形成的一瞬间到人的生命结束，营养无时无刻不在滋养着我们。如果把我们的身体比作一棵植物的话，那么营养就是阳光、雨露。有了阳光雨露的滋养，植物才能长得健康强壮，并拥有强大的抵御病虫害的能力。

营养是健康的根本、生命的源泉。如果没有营养，人就无法存活；如果长期缺乏营养，人的身体就容易出现不适症状，甚至患上某种疾病。

日常生活中，你是不是经常出现这样的状况：

眼睛干涩、视力模糊；

头发干枯分叉，甚至大把脱落；

身体疲乏、睡眠质量不佳；

免疫力下降，容易感冒；

动辄发脾气、没缘由地暴怒。

其实，这些都可能是营养缺乏的警示；并且症状不同，表示缺乏的营养素也不同。比如，眼睛干涩不舒服可能是缺乏维生素A；头发干枯、脱落多是缺乏维生素E；情绪暴躁不稳定可能是缺乏维生素B_1；全身疲乏、四肢无力多是缺磷的信号，等等。

当身体缺乏营养素时，虽然不至于立即酿成重大疾病，但身体缺乏营养所造成的失衡会反映在各种症状上，从而影响我们的正常工作和生活，久而久之会引发多种疾病。

医学之父希波克拉底早在两千多年前就提出"食物是最好的医药"，而食物中的营养素正是维持健康的重要成分。多年来，科学家也早已证实，营养素除了预防疾病，在人体代谢中也扮演着重要角色。

因此，我们应该注意营养素的摄取，身体缺什么营养素，就补什么营养素。

那么，你对营养素了解多少呢？怎么才能知道自己缺乏哪种营养素呢？如何有效补充营养素呢？

为此，我们编写了本书。本书首先介绍了有关营养素的知识，接下来详细讲述了缺乏维生素、矿物质等营养素的表现及如何补充。此外，本书还特别讲述了各种常见病症的营养补充方法，并且也特别为不同年龄阶段的朋友们规划了适合的营养建议，希望能带给读者更合乎需求的营养摄取参考。

目 录 ♪ CONTENTS

第3章 矿物质缺乏症及补充方案

第4章　不同病症，不一样的营养补充

常见慢性病

第 5 章 ❀ 不同人群，给予特别的营养呵护

第 1 章

当我们谈营养素的时候，
都谈些什么

人体每天需要从膳食中获取一定量的必需营养素，包括蛋白质、脂肪、碳水化合物、维生素、膳食纤维、矿物质和水。缺少任何一种营养素，并达到一定程度时，身体健康就会受到影响。

植物性蛋白质比动物性蛋白质好吗

蛋白质是我们身体必需的营养素之一，是生命的物质基础，人体的每一个细胞和所有重要组成部分都有蛋白质的参与。不管是头发、皮肤、肌肉、骨骼，还是内脏、大脑、血液、神经，全都少不了蛋白质。蛋白质也是构成免疫细胞、抗体的重要成分，充足的蛋白质摄入有助于增强身体抵抗疾病的能力。

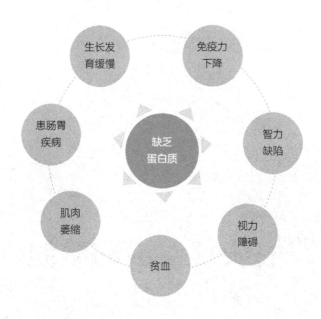

植物性蛋白质 *vs* 动物性蛋白质

蛋白质广泛存在于自然界中，动物、植物体内都含有蛋白质，只是存在质量和数量上的差别。按照食物来源的不同，蛋白质可分为植物性蛋白质和动物性蛋白质。

| 植物性蛋白质 | → | 存在于谷物、豆类、坚果和蔬菜中，比如大米、小麦、燕麦、大豆、花生、核桃、西蓝花、菠菜等 |
| 动物性蛋白质 | → | 主要存在于瘦肉、鱼类、蛋、奶中，比如牛肉、猪瘦肉、鸡肉、鸭肉、草鱼、鲤鱼、鲢鱼、贝类等 |

植物性蛋白质

- 利用率较低（除大豆蛋白质外）
- 脂肪含量低，且多为不饱和脂肪酸
- 必需氨基酸含量较低
- 无胆固醇
- 可降低人体胆固醇

PK

动物性蛋白质

- 质量好，利用率高
- 脂肪含量高，且多为饱和脂肪酸
- 必需氨基酸含量高
- 含胆固醇
- 可提高人体胆固醇

植物性蛋白质　适合肥胖、"三高"人群食用，既可以满足身体对蛋白质的需求，又可以减少摄入胆固醇，从而有利于病情的缓解和身体的康复。

动物性蛋白质　含有饱和脂肪酸和胆固醇，消瘦者可以多食用一些动物性蛋白质，健康人群也可适当食用动物性蛋白质。

营养学家指出，不能笼统地说哪种蛋白质更好，两者不能互相替代，不能因为其中一种而否定另外一种。最好将各种食物互相搭配食用，取长补短。

营养师叮咛

大豆蛋白质的氨基酸与牛奶蛋白质的氨基酸相近，除蛋氨酸略低外，其余必需氨基酸含量都很丰富。在营养价值上，大豆蛋白质与鸡蛋、牛奶、牛肉等动物性蛋白质等同，吸收利用率也高，因此是最具营养的植物性蛋白质。

如何摄取蛋白质

● 成人每天需要50 ~ 70克蛋白质

蛋白质占人体全部重量的20%左右，每天都有少量的蛋白质随着细胞的新陈代谢排出体外，因而蛋白质是需要每天补充的。一般来说，一个成年人每天要更新300克以上蛋白质，但实际上每天摄入50 ~ 70克，基本上就能满足身体需要了。

> **每日蛋白质摄入量：**
> ·成年男子应在65克左右
> ·成年女子应在55克左右

● 补充优质蛋白质

动物性蛋白质和植物中的大豆蛋白质都属于优质蛋白质。优质蛋白质中含有人体必需的9种氨基酸，并且数量充足、比例适当，与人体需要最为接近，吸收利用率高。多食用富含优质蛋白质的食物可以起到事半功倍的效果。

优质蛋白质的食物来源表

食物种类	来　源
肉类	牛肉、兔肉、驴肉等
家禽	鸡肉、鸽肉、鹌鹑肉等
鱼类	鲢鱼、鲫鱼、青鱼、墨鱼、黄鳝等
奶类	牛奶、羊奶等
豆类	大豆及豆制品

● 混合食用

植物性蛋白质常缺少赖氨酸、蛋氨酸等，膳食中将多种食物混合食用可以提高蛋白质的吸收率，效果远胜于单独食用。最佳混用搭配：

肉类 + 豆类 + 米、面

大米、面粉中的赖氨酸含量少，搭配大豆、肉类可以弥补赖氨酸缺乏的不足，大大提高了膳食中蛋白质的营养价值，有利于身体健康。

● **最佳补充剂**

由于饮食习惯等造成很多人的蛋白质摄入量不足，此时可通过适量摄入蛋白粉来进行补充。

营养师叮咛

蛋白质对人体健康固然重要，但也不是多多益善。如果蛋白质摄取过量，就会在体内转化成脂肪，从而导致肥胖。

注意！碳水化合物 ≠ 肥胖

碳水化合物又称为糖类，是人体最主要和最经济的热量来源。它具有维持心脏正常活动、节省蛋白质、维持脑细胞正常功能、为身体提供热量等作用。我们身体的正常运转和健康生活都离不开碳水化合物。

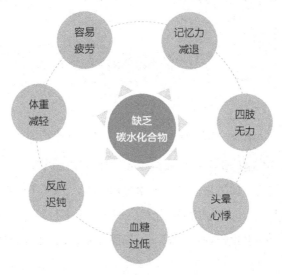

碳水化合物 ≠ 肥胖

碳水化合物家族庞大，主要分为复杂碳水化合物和简单碳水化合物，常见成员有单糖、双糖、多糖等。平时摄入的碳水化合物主要是多糖，在米、面等主食中含量较高。

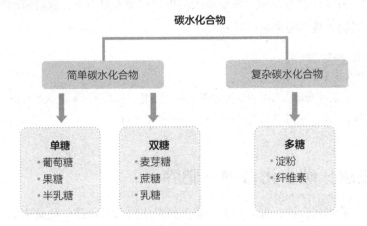

提起碳水化合物，很多人把它当成减肥的大敌，因此尽量减少摄取，甚至干脆不吃主食。的确，过多摄入碳水化合物的话，身体囤积的热量会增加，人就容易肥胖；但是，这并不是说碳水化合物=肥胖。

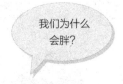

当身体的总热量摄入量＞热量消耗量，体重就会上升

因此，控制体重不能单靠减少碳水化合物的摄入，而是要控制总热量的摄入。如果增加了碳水化合物的摄入，同时又减少了脂肪的摄入，摄入的总热量就不会超标，那么就不会长胖。

其实，碳水化合物是我们每天都要补充的，只要合理摄入是不会造成肥胖的。如果为了减肥而拒绝吃含碳水化合物的食物，不仅达不到减肥的目的，还会损害身体健康。因为当人体摄入的碳水化合物过少时，身体热量供应不足，基础代谢会下降，会表现出精神萎靡，运动的积极性也会下降。

另外，碳水化合物也有好与坏之分。"好"的碳水化合物还有减肥的作用，比如纤维含量丰富的蔬菜、豆类、低GI（血糖生成指数）水果及全谷类食物，这些食物有助于控制血糖，增加饱腹感，同时减缓饥饿感的出现。

如何摄取碳水化合物

● 碳水化合物摄入占总热量的55% ~ 65%

营养学家建议，我国健康人群每天碳水化合物的摄入量应占总热量的55% ~ 65%。

> **每日碳水化合物摄入量：**
> • 1 ~ 10岁的儿童和成年人应在120克左右
> • 11 ~ 18岁的青少年应在150克左右

● 摄取复杂碳水化合物

平时应多吃粗制的复杂碳水化合物，比如全麦面包、粗麦面包或粗粮，避免只吃精加工的米饭、白面。若摄取简单碳水化合物的话，喝一些牛奶、果汁，吃适量水果是十分重要的，但不宜吃太多加工糖类和甜味剂。

● 碳水化合物的食物来源

我们日常食用的碳水化合物主要来源于植物性食物，如谷物、薯类、豆类、坚果类及蔬菜、水果等。此外，我们可能还会食用一些纯碳水化合物食物，如白糖、糖果、饮料、啤酒等。

碳水化合物的食物来源表

食物种类	碳水化合物来源
谷物	大米、小米、玉米、高粱、小麦、大麦、燕麦、荞麦、黑米等
豆类及坚果类	红豆、绿豆、豌豆、蚕豆、扁豆、板栗、莲子、花生等
块茎类	土豆、红薯、山药、芋头等
水果	红枣、苹果、香蕉、葡萄、甘蔗、桃子、柿子、西瓜等
其他	白糖、红糖、巧克力、蜂蜜、啤酒、牛奶等

● **保持低碳饮食**

这里的低碳饮食是指低碳水化合物饮食，主要是控制高GI食品的摄入，尤其要避免食用精制食品，包括精米、白面、高糖点心等。多吃五谷杂粮和蔬菜、水果，尽可能带皮一起吃。

营养师叮咛

在对饮食结构进行大调整前，最好请教医生或营养师，这样更为安全。依据最近的血糖、肾功能等检查结果，制订出适合自己的低碳饮食方案。

脂肪有好坏，摄入要区别

脂肪是脂类大家族的一员，由甘油和脂肪酸组成。它在人体中发挥着重要作用，提供热量、构成人体组织、调节体温、保护内脏器官等。

脂肪摄入过多会造成肥胖，带来一系列与代谢相关的疾病，比如高血脂、高血压、脂肪肝等；但脂肪摄入不足，也会危害健康。

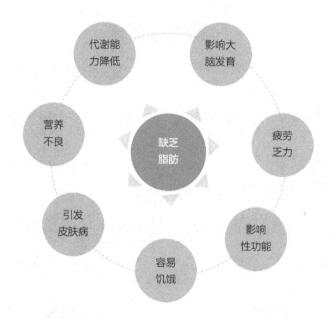

好脂肪 *vs* 坏脂肪

如果说食物中哪种营养成分最令人"嫌弃"，恐怕非脂肪莫属了。我们总担心它毁了自己曼妙的身材、健康的身体。其实，脂肪并不是魔鬼，而是一把双刃剑。它对身体健康是否有好处，就看我们怎么利用它。

其实，脂肪也有"好""坏"之分。《2015—2020美国居民膳食指南》取消了脂肪摄入量的上限，而将重点放在了优化膳食脂肪的类型。也就是说，脂肪，不再单纯地看"量"，而是看"质"。

对于坏的脂肪，我们要少吃甚至不吃，尤其是反式脂肪酸，要坚决杜绝；对于好的脂肪，不必刻意去回避，适量摄取对身体健康大有益处。

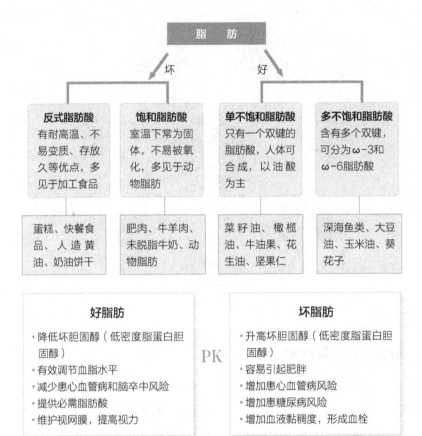

如何摄取脂肪

● 限制总热量，总脂肪占比20%～30%

中国营养学会建议，健康成年人膳食脂肪提供的热量应占全天摄入总热量的20%～30%。饱和脂肪酸、多不饱和脂肪酸与单不饱和脂肪酸的摄入比例最好控制在1：1：1。

杜绝反式脂肪酸
饱和脂肪酸摄入量不应
超过一日总热量的10%

限制

不饱和脂肪酸无须严格限制
注意总热量不要超标

营养师叮咛

　　避免或减少摄入反式脂肪酸，除了少吃奶油蛋糕、威化饼干等食品，还要注意烹饪时不要将油烧得过热、时间过长，以防原本健康的植物油发生氢化转变为反式脂肪酸。

● **减少饱和脂肪酸的摄入**

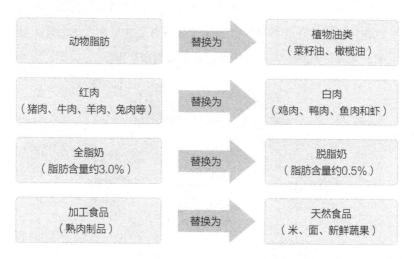

● **脂肪的来源**

　　脂肪广泛存在于动植物食物中，我们日常摄入的脂肪大部分来自于食用油，剩下的来自于动物性食物、豆类及坚果类食物。谷物、蔬菜和水果中脂肪含量很少。

脂肪的食物来源表

食物种类	来源
食用油	大豆油、花生油、菜籽油、芝麻油、橄榄油、玉米油、猪油、深海鱼油等
动物性食物	五花肉、羊肉、牛肉、猪大肠、猪皮、三文鱼等
豆类	大豆、大豆粉、青豆、黑豆等
坚果类	花生、芝麻、核桃、榛子、松仁、葵花子、杏仁、开心果等
奶蛋类	鸡蛋、鸭蛋、鹅蛋、黄油、奶酪等

水，算不算一种营养素

在越来越注重营养的今天，很多人往往只关注"食"，而忽视"饮"，尤其是忽略了水。要知道，水是生命之源、健康之本。一个成年人体内，60% ~ 70%的重量是水；儿童体内水的比例更大，可以达到80%。

可以说，水是仅次于氧气的重要物质。它可以运送营养、参与身体各种代谢，还能调节体温、润滑各器官等。水在人体内是无处不在、无时不需的，人一旦缺水，后果可能很严重。

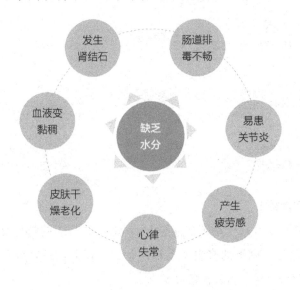

水是营养素吗

对于水是不是营养素的问题，曾有学者指出水算不上营养素，他们认为水中仅含有极微量的钙、铁、镁等矿物质，而且含量与人体每天需要量相比是微不足道的。

但是大多数学者则认为，水的营养价值不能单从其含有多少营养物质来计算，水在维持身体生命过程中起着非常重要的作用，而这种作用是任何其他物质不可以替代的。因此，目前把水列为人体必需的七种营养素之一。

水分布于人体各组织、器官和体液中，维持人体正常的生理活动。如果没有水，营养不能被吸收，氧气不能被运到身体需要的部位，废物不能排出，新陈代谢将停止，人的生命也就结束了。可以说，水是一种不可替代的重要营养素。

你的体内缺水吗？

水分充足的表现：不会感到口渴；尿液清澈，不发黄；皮肤、眼睑看起来水润、不干燥。

缺水的表现：口干舌燥；皮肤干燥，无光泽，无弹性；小便减少、发黄，大便秘结；容易疲倦、头晕、心悸；体温偏高。

如何科学补充水分

● 每天喝1500 ~ 1700毫升水

对于成年人来说，一般每天从尿液、汗液或皮肤蒸发、呼气等途径流失的水分，有1800 ~ 2000毫升。扣除一日三餐由食物中摄取的水分，一个成年人一般每天应喝1500 ~ 1700毫升水。

当然具体的饮水量，还要根据具体情况调整，比如夏天出汗多，就要适当多喝一些水。

● 喝什么水好

白开水：白开水是我们最好的饮料，不仅能解渴，还能补充体液。它极好地保存了水中的矿物质，又将自来水中的氯气减少了大部分。开水自然冷却至20 ~ 25℃时饮用最好，此时的水活性最强；大量出汗后不宜暴饮白开水；白开水不宜久放，否则易失去活性。

矿泉水：矿泉水也是不错的选择。矿泉水中含有一定量的矿物质，能够调节人体的酸碱平衡。夏季人体出汗多，会导致一部分矿物质随着汗水流失体外，饮用矿泉水有利于补充人体所需的矿物质，维持营养均衡。

营养师叮咛

矿泉水不宜煮沸饮用，否则其所含的营养物质会大量流失。另外，心血管疾病患者、肾病患者及婴幼儿不适合饮用矿泉水，矿泉水所含的矿物质会加重人体脏器的负担，对身体不利。

● **避免饮用不安全的水**

虽然各个国家的饮用水标准不同，但清澈透明、无异味、不含有害物质、喝起来爽口解渴是优质饮用水的标准。

判断水质好坏的小妙招

一看：肉眼看是否有沉淀物质，进而观察水的浊度和色度。
二闻：好的水是无色无味的，含硫化氢的水有臭鸡蛋味。
三放：含溶解二价铁离子的水在空气中搁置一段时间会产生黄色沉淀物。
四煮：高硬度水在煮沸后会出现水垢。

日常生活中，我们要饮用健康优质的水，避免以下几种不安全的水。

生水

生水中含有很多对人体有害的细菌、病毒和寄生虫等，直接饮用很容易引起急性胃肠炎、病毒性肝炎、伤寒、痢疾及寄生虫感染

重新煮沸的水

将已经冷掉的水重新烧开继续饮用是不可取的。这种水亚硝酸盐含量会升高很多，亚硝酸盐长期沉积在体内会导致人体中毒，还会增加致癌率

隔夜的水

煮沸后的白开水，在空气中放置时间越久，微生物、细菌繁殖就越多，甚至会变质。夏季的隔夜水最好别喝，冬季的隔夜水也最好装在一个有盖的杯中

老化水

也就是"死水"，这种水因长时间储存在容器中，含有大量的有毒物质。长期饮用老化水会减缓青少年的生长发育，加速中老年人的衰老

● 喝汤也能补水

喝汤是一种很好的补水途径，因为汤中90%以上都是水分。不过，所喝的汤不应过咸，否则摄入过多的钠离子，会使体内的渗透压发生改变，必须饮用更多的水去中和——这就是为什么我们有时候喝汤会觉得越喝越渴的原因。因此做汤时一定要控制盐量，用鸡肉、蘑菇煮汤本身就很鲜美，可以不放盐。

膳食纤维究竟有没有营养

膳食纤维是在人体消化道中不能被消化的物质，也就不能产生热量，因此曾被认为是一种"无营养物质"，长期被冷落。如今，膳食纤维越来越受到营养学家的重视，这是为什么呢？

虽说膳食纤维不能被吸收利用，但这并不是说它就没有用。膳食纤维在控制体重、预防便秘、降低血液胆固醇、排出肠道垃圾和毒素等方面，都起着至关重要的作用。膳食纤维是日常饮食不可缺少的成分，如果摄入量不足，将危害身体健康。

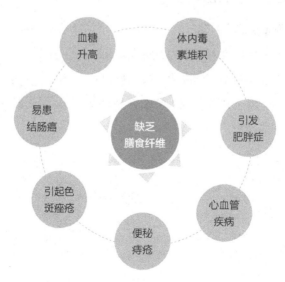

一般来说，根据能不能溶于水，我们把食物中的膳食纤维分为水溶性膳食纤维和非水溶性膳食纤维两类。

水溶性膳食纤维：包括果胶、树胶、藻类等，具有溶于水又可吸收水分的特性，对于高血脂和糖尿病有预防作用。另外，对于想要控制食量的减肥者来说，它是天然的瘦身食材。

非水溶性膳食纤维：包括纤维素、半纤维素、木质素、甲壳素等，既不溶于水又不被大肠微生物分解，能够缩短食物在大肠中滞留的时间，对于便秘、痔疮或与肠道相关的疾病都有预防作用。

水溶性膳食纤维 PK 非水溶性膳食纤维

	水溶性膳食纤维	非水溶性膳食纤维
功能	• 延缓葡萄糖的吸收，控制血糖 • 降低血清胆固醇 • 增加饱腹感，帮助控制体重	• 刺激肠道蠕动，增加粪便的体积，促进排便 • 清除体内垃圾，帮助排毒
食物来源	燕麦、大麦、豆类、柑橘类、苹果	麸皮、未加工的五谷类、蔬菜、水果表皮

如何摄取膳食纤维

● 每天摄取多少膳食纤维

世界粮农组织推荐标准为：每人每天27克。

美国防癌协会推荐标准为：每人每天30 ~ 40克。

中国营养学会建议，成人每天膳食纤维的摄入量为25 ~ 30克，儿童则应相应减少。

营养师叮咛

肠胃功能较弱的人群，忌过多摄取膳食纤维，否则容易出现胃肠不适的症状；长期吃细粮的人，不宜突然大量摄入膳食纤维，否则会引起胀气甚至腹泻。

● **多吃全谷类食物**

日常主食最好以五谷、全麦为主，比如糙米粥、全麦面包、全麦馒头等。食用精米白面时，宜搭配粗粮杂粮，如玉米、麦麸等，最好将白米饭改为五谷杂粮饭。

● **吃整的蔬菜、水果**

为了保证膳食纤维的摄取量，我们每天都应食用新鲜的蔬菜、水果。不过，每天摄入足量的蔬果并不代表能够补充足够多的膳食纤维，还要看蔬菜、水果怎么吃。

这样吃，可以摄取到更多的膳食纤维。

蔬菜类	水果类
·蔬菜的根、茎、叶一起吃 ·喝未过滤的蔬菜汁 ·多吃凉拌蔬菜 ·不要把菜渣吐掉 ·少吃去皮、子的瓜茄类	·水果带皮一起吃 ·喝未过滤的果汁 ·不要以果汁代替新鲜水果 ·少吃去皮、子的水果，如木瓜、哈密瓜

● **膳食纤维的来源**

膳食纤维的最佳来源是天然的食物。膳食纤维广泛存在于植物性食物中，谷物、蔬菜、水果、豆类等食物中都含有丰富的膳食纤维，我们平时可常食用这些食物。

膳食纤维的食物来源表

食物种类	来　源
谷物	荞麦、玉米、小米、燕麦、麦麸、大麦等
蔬菜	韭菜、芹菜、牛蒡、胡萝卜、四季豆等
水果	香蕉、橘子、橙子、苹果、草莓、梨、桃等
豆类	豌豆、绿豆、红豆、扁豆等
菌藻类	银耳、木耳、海带、口蘑、裙带菜等

水溶性维生素*vs*脂溶性维生素

　　我们最耳熟能详的维生素，既不参与构成人体细胞，也不为人体提供热量，人体对其的需求量也不如其他营养素大，看起来似乎不那么重要；其实，它是维持生命代谢必需的营养物质，在维持生理功能正常运作、帮助人体正常成长发育中扮演重要角色。

考一考：你了解维生素吗？

1. 下列哪种食物中富含维生素C？（　）

　　A. 动物肝脏　　　B. 腰果　　　　　C. 牛奶　　　　　D. 柠檬

2. 如果你经常流鼻血、牙龈出血，可能是缺乏哪种维生素？（　）

　　A. 维生素A　　　B. 维生素C　　　C. 维生素D　　　D. 维生素K

3. 多晒太阳，能促进人体内哪种维生素的合成？（　）

　　A. 维生素A　　　B. 维生素C　　　C. 维生素D　　　D. 维生素K

4. 缺乏哪种维生素最容易得脚气病？（　）

　　A. 维生素A　　　B. 维生素B_1　　C. 维生素B_2　　D. 维生素D

5. 缺乏哪种维生素容易患佝偻病？（　）

　　A. 维生素C　　　B. 维生素B_6　　C. 维生素D　　　D. 维生素K

6. 缺乏维生素E可能会出现哪种症状？（　）

　　A. 嗜睡　　　　　B. 精神亢奋　　　C. 口干舌燥　　　D. 身体氧化速度快

7. 被称为"抗干眼症的维生素"是哪种维生素？（　）

　　A. 维生素A　　　B. 维生素C　　　C. 维生素D　　　D. 维生素K

8. 缺乏哪种维生素容易出现血液凝固障碍？（　）

　　A. 维生素C　　　B. 维生素P　　　C. 维生素B_2　　D. 维生素K

9. 谷类食物中的维生素主要是哪种？（　）

　　A. B族维生素　　B. 维生素C　　　C. 维生素E　　　D. 维生素K

参考答案： 1.D　2.B　3.C　4.B　5.C　6.D　7.A　8.D　9.A

维生素对生命代谢起着调节作用，它好比机器中的润滑剂，虽然数量很少，对健康的影响却非常大。像蛋白质、脂肪、碳水化合物等营养素，在体内需要通过代谢作用，才能被人体吸收利用，维生素担负着促进其他营养素代谢的重要任务。

如果体内维生素不足，身体内的其他营养素也就难以被消化与吸收，进而会影响身体的正常发育和生理活动的进行。具体来说，当体内大量缺乏维生素时，很容易出现生理功能紊乱、新陈代谢迟缓，甚至导致抵抗力减弱，久而久之可能就会引发各种疾病。

人体缺乏维生素，初期可能会出现一些小症状，这虽不是病，却是值得我们注意的线索，提醒我们多关注自己的身体。

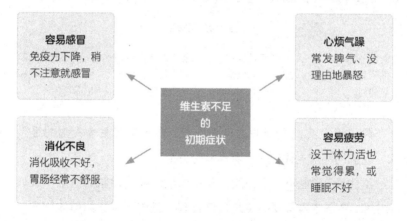

维生素是一个庞大的家族，目前已发现的维生素种类有几十种，比如我们熟悉的维生素A、维生素C、维生素D、维生素E及B族维生素等，都属于其成员。一般维生素的分类，多按照其溶解性分为两类：水溶性维生素和脂溶性维生素。

脂溶性维生素

脂溶性维生素是指溶于脂肪及有机溶剂的维生素，主要包括维生素A、维生素D、维生素E和维生素K等。它在食物中常与脂类共同存在。

脂溶性维生素特性

能溶解于油脂，不溶解于水	可在体内大量储存，较难排出体外	主要储存于肝脏，摄取过量可引起中毒	容易因腹泻或胆汁缺乏等因素而影响吸收

水溶性维生素

水溶性维生素是能在水中溶解的一组维生素，主要包括维生素C、维生素B_1、维生素B_2、维生素B_6、维生素B_{12}、叶酸、泛酸等。

水溶性维生素特性

能溶于水，不溶于脂肪和有机溶剂	人体无法大量储存，常随尿液排出体外	摄取过量容易干扰其他营养素的代谢	一般无毒性，若体内不足会较快出现缺乏症

除了以上我们提到的常见维生素，还有许多鲜为人知的维生素，它们同样与人体健康有着重要的关系。

维生素F：也叫亚麻油酸、花生油酸，是一种脂溶性维生素。维生素F参与体内重要的生理代谢过程，是前列腺素的前体物质。体内前列腺素缺乏，可引起多种疾病。主要存在于小麦胚芽、花生、葵花子及植物油中。

维生素U：是一种新发现的维生素，在治疗胃溃疡和十二指肠溃疡方面有重要作用。主要存在于甘蓝、苜蓿和其他绿叶蔬菜中。

维生素P：是一种特殊的生物类黄酮，是水溶性的。主要能增强毛细血管壁的抵抗力，防止淤伤，还有助于牙龈出血的预防和治疗。主要存在于柑橘类水果、杏、樱桃、茄子、紫甘蓝、荞麦中。

维生素T：帮助血液凝固和促使血小板形成，对贫血症和血友病的预防有重要作用。主要存在于芝麻和蛋黄中。

胆碱：是B族维生素的一种，属于亲脂性水溶性维生素，可以帮助降低体内的胆固醇含量，能制造帮助记忆的物质，具有健脑、提升记忆力的作用。蛋类、动物肝脏、绿叶蔬菜、麦芽、大豆卵磷脂中都富含胆碱。

肌醇：是B族维生素的一种，和胆碱一样是亲脂性水溶性维生素，除可降低胆固醇含量外，还可以促进毛发的生长。动物肝脏、葡萄干、花生、甘蓝等都富含肌醇。

营养师叮咛

> 由于维生素在人体中无法自行合成或合成不足，所以虽然其需要量很少但必须经由食物供给。只要日常生活中饮食均衡、不挑食、不偏食，一般就不会缺乏维生素。

微量元素，到底用不用补

与维生素一样，矿物质也是我们的身体必需的重要营养素。矿物质是构成人体组织的重要元素，也是多种酶的活化剂，能维持人体酸碱平衡和细胞渗透压，还能促进抗体的形成，提升人体免疫力。

矿物质又分为常量元素和微量元素。常量元素是构成人体不可或缺的元素，主要有钙、镁、钠、钾、磷、硫等。这些都属于人体每天需要量较大的元素，通常都在100毫克以上。

微量元素是指在人体中的含量占体重1/10000以下，每日需要量以毫克（mg）或微克（μg）计的元素。中国营养学会编著的《营养科学词典》把人体所需的微量元素分为三类。

人体必需的	人体必需微量元素8种　铁、锌、铜、碘、钼、钴、硒、铬
可能必需的	人体可能必需微量元素5种　硅、镍、硼、矾、锰
低剂量必需的	具有潜在毒性，但低剂量时可能是人体必需的微量元素，共8种　氟、铅、镉、汞、砷、铝、锂、锡

　　微量元素家族成员众多，人体必需的有8种，它们是构成人体组织和维持生理功能不可缺少的，不过人体对其需求量极少。那么，如果微量元素缺乏会不会对人体健康产生危害？我们到底用不用补充微量元素呢？

　　人体的营养吸收、免疫、内分泌、抗感染等系统，都离不开适量的微量元素。有调查研究表明，人体摄入微量元素不足或过量或元素间比例失调，都会对身体产生不利的影响，甚至导致某些疾病的发生。

　　由于人体每天对微量元素的需求量甚微，正常的平衡饮食中一般已含有足够的微量元素，所以通常并不需要额外补充。但是，在人体的特殊情况下或在特殊的地理环境中，就比较容易缺乏某些微量元素。

易缺微量元素的人群

少年儿童：这类人群生长发育快，热量消耗较多，再加上食物补充不足、饮食结构不合理、厌食、偏食、易生病等原因，容易缺乏锌、硒、碘、铁等。

孕妇及哺乳期妇女：胎儿快速生长发育要从母体获取大量营养素，并且妊娠反应往往导致营养摄入不足；哺乳过程中营养消耗比较大，饮食若没有规律，偏食、挑食、生病等原因会导致锌、硒、碘、铁、钼、锰等缺乏。

免疫力低下者及老年人：免疫力低下常由微量元素缺乏导致；老年人因胃肠吸收功能下降，且易患慢性消耗性疾病等，更容易缺乏锌、硒、铬等微量元素。

　　长期以来，人们对体内含量较多的元素十分重视，而对微量元素却重视不够。其实，一种元素在人体里作用的大小不能以含量的多少来决定，有许多微量元素含量微乎其微，但作用却不可忽视。（铁、锌、硒等微量元素在后文有详细介绍。）

锰——提升大脑记忆力

　　锰与钙、磷元素一样，同为构成骨骼发育的矿物质，主要功能是促进骨骼的正常生长发育。锰能维持正常的糖代谢和脂肪代谢，也能促进中枢神经系统正常运作，提升大脑记忆力。

　　缺乏：如果人体缺锰，就会影响生长发育。儿童缺锰会造成骨骼畸形、运动失调等；成年人缺锰，可出现生殖功能紊乱；老年人缺锰可能会出现骨质疏松、老年痴呆症。

　　补充：平时喜欢吃肉、精米白面，很少吃蔬菜、水果的人，应该注意摄取锰。因为锰在动物性食材中含量很少，大多存在于五谷类食物、蔬菜中，茶叶中也含锰。

锰元素的食物来源表

食物种类	来　源
五谷	大麦、小麦、大豆、燕麦等
坚果	核桃、花生、葵花子、榛子等
蔬菜	土豆、辣椒、木耳、口蘑等
其他	红茶、绿茶、河蚌、莲子等

钴——帮助制造红细胞

　　钴的主要功能是帮助人体制造红细胞。钴是构成维生素B_{12}的重要矿物质，通过维生素B_{12}制造出红细胞，从而防止多种贫血症状的发生。钴还能促进胃肠道内铁的吸收和储存，使其能为骨髓所利用。

缺乏：纯素食者或较少摄取肉或贝类者，比较容易缺钴。人体缺乏钴元素最明显的症状是会导致贫血、胃肠功能紊乱和肌肉无力。

补充：一般只要每天的食物中含有少量钴，便足够一日所需。钴几乎全部由肾脏迅速排出体外，因此必须从食物中摄取。

钴元素的食物来源表

食物种类	来　　源
动物性食物	动物肝脏、肾脏，牡蛎、蛤类等
蔬菜	海带、紫菜、蘑菇、洋葱、红薯等
其他	豆豉、酱油、酱豆腐、牛奶等

营养师叮咛

绿叶蔬菜中的钴不易被人体吸收，动物性食物如肉类、海鲜类及蛤类中摄取的钴较易被吸收。建议纯素食者多摄取海带、紫菜。

钼——促进发育、防癌症

钼元素参与人体内糖和脂肪的代谢，能促进发育，还参与维生素B_{12}的组成和代谢，促进红细胞发育和成熟，可预防贫血。钼还能加速致癌物质的分解和排泄，有效防治癌症。

缺乏：缺钼会引起尿酸代谢障碍，还可能导致心跳加速、呼吸急促、躁动不安。孕妇早期缺钼易引起胎儿发育障碍。

补充：钼无法由人工合成，必须从食物中摄取，平时只要饮食正常，一般不会缺乏，除非长期食用产自不肥沃土地的食物。贫血、营养不良者，膳食中要多吃富含钼的食物。

钼元素的食物来源表

食物种类	来　源
豆类	扁豆、豌豆、黄豆、绿豆等
蔬菜	白菜、菠菜、白萝卜、茄子等
动物性食物	猪肝、猪肾、鸡肝、鸡肉、鸭肉等
其他	大麦、燕麦、鸡蛋、花生、鱼肉等

氟——保护牙齿防蛀牙

氟是牙齿和骨骼不可缺少的成分。少量的氟可以促进牙齿珐琅质对细菌、酸性物质的抵抗力，能有效保护牙齿、预防蛀牙。此外，氟也能帮助骨骼形成、强健骨骼，预防老年人骨质疏松。

缺乏：当人体中的氟元素缺乏时，人就会出现龋齿、骨质疏松、骨骼生长缓慢等症状，而骨密度下降和骨脆性增加是缺氟的主要表现。

补充：一般不需要额外补充氟，因为大多数人都在饮用经过氟处理的水，并且很多食物中也含有氟，只要正常饮食就可以满足人体对氟的需要。

氟元素的食物来源表

食物种类	来　源
五谷类	小麦、黑麦、大米等
肉蛋类	羊肉、牛肉、鸡蛋、鸭蛋等
水产类	鳕鱼、鲑鱼、沙丁鱼、海蜇、海带、鲜虾等
其他	茶叶、牛奶、苹果等

镍——提高铁的吸收率

镍在人体内含量极微，正常情况下，成人体内含镍约6 ~ 10毫克。镍主要能影响DNA的合成，并促进合成蛋白质。镍更为优越的作用在于提高体内铁的吸收率，促使铁质的新陈代谢正常运作。

缺乏：人体镍不足会影响对铁的吸收，另外有实验表明，缺乏镍易导致生长缓慢，生殖力减弱。

补充：人体对镍的需求量非常微小，日常平衡饮食就可以满足人体对镍的需求量。

镍元素的食物来源表

食物种类	来　　源
五谷类	燕麦、玉米、干豆等
蔬菜	丝瓜、洋葱、竹笋、豌豆、扁豆、菠菜等
坚果类	杏仁、核桃、芝麻等
其他	红茶、咖啡、巧克力、贝类等

营养师叮咛

镍摄取超标会危害健康，不仅损害人的肝脏和心肺功能，还会导致严重皮炎和皮肤过敏。因此，在平时要注意防止出现镍的意外摄入，比如避免佩戴含镍的首饰、不使用含镍的餐具等。

硼——维持肌肉正常生长

硼是维持骨骼健康和体内钙、磷、镁正常代谢所需要的微量元素之一，也是维持肌肉正常生长不可缺少的营养素。此外，硼还有助于改善脑功能，提高反应能力，以及减轻风湿性关节炎症状。

缺乏：人体缺乏硼元素时，肌肉生长可能会受到阻碍，也可能引起骨质疏松。此外，硼的缺乏会加重维生素D的缺乏。

补充：正常饮食的人并不会缺硼，但老年人及更年期女性有必要适当摄取硼元素。由于硼不存在于动物性食物中，因此应多从水果、蔬菜、五谷杂粮中摄取，并以非精制、未加工过的食材为佳。

硼元素的食物来源表

食物种类	来　源
五谷类	小麦、大米、糯米、黄豆、红豆等
蔬果类	萝卜、土豆、苹果、大枣、葡萄、木瓜等
坚果类	杏仁、花生、榛子等
其他	葡萄酒、蜂蜜、啤酒等

钒——降低胆固醇和血糖

钒对维持身体生长发育，促进骨骼及牙齿生长，促进造血功能等有重要作用。现代研究发现，钒能协助脂肪代谢，防止血管中胆固醇堆积，有降脂、降压作用。另外，钒不仅具有类似胰岛素的作用，还可保护胰岛细胞，降低体内血糖。

缺乏：钒缺乏症目前尚不明确，有的研究认为缺乏钒可能会导致生长发育缓慢、脂肪或胆固醇代谢紊乱、心血管疾病多发、伤口再生修复能力减退等。

补充：一般情况下只要以谷类为主食，或经常吃鱼，便能获得充足的钒，不需要再额外补充。糖尿病、高血脂、高血压患者应适当多吃一些富含钒的食物。

钒元素的食物来源表

食物种类	来　源
五谷类	荞麦、燕麦、玉米、青豆、黄豆等
肉类	鸡肉、鸭肉等
水产类	沙丁鱼、贝类等
其他	芝麻、牛奶、鸡蛋、橄榄油、黄瓜等

植物化学物，营养素之外的营养物质

天然的食物中含有蛋白质、脂肪、碳水化合物、膳食纤维、维生素、矿物质和水，它们是人体不可缺少的物质，营养学家称之为必需营养素。其实，食物中含有的化学成分远远不止这几类营养素，还有一种"植物化学物"。

葡萄、番茄、南瓜等蔬果都有着赏心悦目的色彩，这些色彩的形成其实都来自植物化学物。植物化学物不是维持身体生长发育所需的营养物质，但对维护人体健康、调节生理功能和预防疾病发挥着重要的作用。

因此，日常饮食中，我们不仅要摄取充足的蛋白质、维生素等，还要注意摄取植物化学物。这里介绍几种较为重要的植物化学物。

异黄酮——天然的植物雌激素

异黄酮在自然界中的分布只局限于几种植物中，一般是从豆科植物中提取出来的，它与雌激素有相似结构，因此被称为植物雌激素。

● **营养功效**

◎调节激素水平。能调节人体内雌激素水平，对于缓解女性更年期不适症状有明显效果，还有助于预防乳腺癌、卵巢癌等。

◎对抗胆固醇。能抑制血液中胆固醇升高，有助于降低血脂，保护心血管。

◎抗辐射。可明显提高身体的抗辐射能力。

● **如何摄取**

❶异黄酮通常存在于植物中，尤其豆类中最丰富，平时可适当多吃一些豆类。

❷ 一般每人每日摄取50 ~ 60毫克异黄酮即可。

异黄酮的食物来源表

食物种类	来　源
豆类及豆制品	黄豆、黑豆、豌豆、腐竹、豆腐、豆浆、豆奶等
蔬菜	芹菜、菜花等

营养师叮咛

异黄酮多是从黄豆中提取的，另有些异黄酮补充品会加入其他原料，最好知道个人需求并认清商品标识再购买。

多酚——消炎杀菌效果好

多酚是在植物性食物中发现的具有促进健康作用的化合物。其种类很多，常见的有茶多酚、红酒多酚、苹果多酚、咖啡多酚等。

● **营养功效**

◎抗氧化。能够消除细胞内的自由基，有抗衰老、防癌的作用。

◎防心血管疾病。能够调节血脂，降低胆固醇、甘油三酯含量，提高高密度脂蛋白含量，抑制动脉粥样硬化。

◎消炎。可以消除口腔、胃肠道中的病菌，降低其侵害人体的概率。

● **如何摄取**

❶ 多酚易溶于水，很容易被人体吸收，不过多酚的效用一般只持续几小时，因此最好每天摄取。

❷ 多酚广泛存在于植物的皮、根、叶、果中，每天均衡饮食即可。

多酚的食物来源表

食物种类	来　源
五谷、坚果类	荞麦、核桃、杏仁、榛子
蔬菜	菜花、莲藕、洋葱、香菜
水果	红葡萄、橄榄、蔓越莓、蓝莓、芒果、柑橘
其他	红酒、茶、咖啡、巧克力

大蒜素——天然广谱抗生素

大蒜素是大蒜发出刺激性气味的主要成分，是硫化物的一种。

● **营养功效**

◎抗菌杀毒。大蒜素对多种病菌、微生物、寄生虫均有强大的杀灭作用。

◎防治心脑血管疾病。大蒜素通过促进血液中脂肪的燃烧，从而使胆固醇降低，预防血栓。

◎抗癌。大蒜素能激活体内免疫细胞的生物活性，识别、吞噬癌细胞。

● **如何摄取**

❶ 每天吃2 ~ 3瓣大蒜，就可以满足人体对大蒜素的需求。

❷ 食用大蒜前，最好将其切片暴露在空气中15分钟，可促使其产生更多的大蒜素。

❸ 大蒜素不仅存于大蒜中，韭菜、大葱、洋葱等食物中也有，平时可以适当多吃一些。

营养师叮咛

生吃大蒜一次不宜太多，因为消化道黏膜对大蒜中硫化物的刺激较敏感，严重的话可能导致过敏反应及胃部灼烧不适感。

胡萝卜素——明目护肤、抗氧化

类胡萝卜素是脂溶性的天然色素，所呈现的颜色主要为红、黄、橘色等。胡萝卜素就是类胡萝卜素家族中的一员，在人体内可转化为维生素A。

● **营养功效**

◎ 抗氧化。胡萝卜素是一种强抗氧化剂，可有效清除自由基，减少细胞氧化反应，维护人体健康。

◎ 明目护肤。胡萝卜素能维持眼睛和皮肤的健康，改善夜盲症和皮肤粗糙的状况。

◎ 增强免疫力。胡萝卜素可以增强免疫细胞的活性，使免疫系统能有效且快速杀死入侵的病毒。

◎ 防癌。适量摄取胡萝卜素可预防乳腺癌、宫颈癌、前列腺癌、结肠癌与肺癌等。

● **如何摄取**

❶ 平时多吃深绿色、黄红色蔬菜和水果，是摄取胡萝卜素的最好方式。一般成人每日只需食用1个柠檬或1/2根胡萝卜，即可满足需要。

❷ 胡萝卜与油脂一起烹调，可使胡萝卜素很快溶入液体中，提高吸收率。

胡萝卜素的食物来源表

食物种类	来　源
蔬菜	胡萝卜、番茄、南瓜、小白菜、辣椒、韭菜、菠菜、甜椒等
水果	芒果、木瓜、西瓜、金橘、枇杷等
菌藻类	紫菜、裙带菜、木耳等
其他	绿茶、枸杞子等

营养师叮咛

过多地摄入胡萝卜素，会导致皮肤变黄。只要暂停食用富含胡萝卜素的蔬果，皮肤就能自行恢复正常，对健康没有不良影响。

叶黄素——护眼营养素

叶黄素属于类胡萝卜素，存在于许多水果和蔬菜中，以绿叶菜中含量最高。它不能转变为维生素A，在体内不能合成，在眼组织中浓度很高，特别集中在晶状体和视网膜的黄斑部。

● **营养功效**

◎保护视力。蓝光对视网膜的损伤最严重，叶黄素有过滤蓝光的功效，可降低视网膜受到光损害的程度，有助于防治黄斑变性和白内障。

◎延缓动脉硬化。叶黄素对早期的动脉硬化进程有延缓作用。

◎防癌。叶黄素对多种癌症有抑制作用，如乳腺癌、前列腺癌、直肠癌、皮肤癌等。

● **如何摄取**

叶黄素主要来源于深绿色的蔬菜，叶黄素含量较高的蔬菜有菠菜、芥蓝、芦笋、西芹、南瓜等。另外，蛋黄也是不错的叶黄素提供者。

番茄红素——最强的抗氧化剂

番茄红素是植物所含的一种天然色素，因最早从番茄中分离制出而得名。番茄红素是目前自然界中被发现的最强抗氧化剂，对预防因免疫力下降引起的多种疾病有显著效果。

● **营养功效**

◎ 延缓衰老。番茄红素可以有效清除人体内的自由基，维持细胞正常代谢，延缓衰老。

◎ 抗辐射。番茄红素能对抗紫外线的辐射作用。

◎ 保护心血管。番茄红素可用于防治高血脂，可以减缓心血管疾病的发展。

◎ 防癌。番茄红素对宫颈癌、乳腺癌、皮肤癌、膀胱癌等均有一定的抑制作用。

● **如何摄取**

❶ 番茄红素需要从膳食中摄取。番茄中含有丰富的番茄红素，一般颜色越红、越成熟的番茄所含的番茄红素就越多。

❷ 番茄红素不仅分布在番茄中，还存在于很多蔬菜、水果中，比如胡萝卜、南瓜、葡萄、木瓜、石榴、葡萄柚、芒果、西瓜，以及芜菁、甘蓝等菜的根部。

❸ 番茄红素具有脂溶性，和油脂一起烹调，可以提高人体对番茄红素的吸收率。

营养师叮咛

番茄红素如果遇到光、热和空气中的氧气就会发生分解，所以要想摄取更多的番茄红素，烹调时就要避免高温或长时间加热。

多糖体——提高身体免疫力

多糖体是由数个单糖聚合而成的，一般淀粉类食物即是多糖，但化学结构各不相同，其功效也不同。多种菇类及其菌丝都富含多糖体，适量食用菌菇类食物对人体免疫系统极为有益。

● **营养功效**

◎ 提升免疫力。多糖体能够促进免疫细胞的活性，刺激免疫抗体的产生，也具有抗老化、对抗自由基、防癌的作用。

◎ 调节血糖。多糖体能促进胰岛素分泌，具有调节血糖的功能。

◎ 降低胆固醇。多糖体能降低肝脏合成胆固醇的能力，有助于改善高血脂问题。

● **如何摄取**

香菇、金针菇、木耳、银耳、灵芝、茯苓等菌菇类食物中含有丰富的多糖体，平时可以多吃些。

花青素——对眼睛有益的新成分

花青素是一种植物色素，具有水溶性，且非常不稳定。水果、蔬菜、花卉等的多彩颜色大部分与之有关。

● **营养功效**

◎ 保护视力。花青素可促进视网膜内视紫质的合成，促进眼睛血液循环，舒缓眼睛疲劳，并预防近视、干眼症、夜盲症、白内障等。

◎ 抗发炎。花青素能够减少组织发炎，减缓红、肿、痛等现象，还可以改善关节的柔韧性。

◎ 防癌。花青素可以抑制癌细胞增殖，并诱导癌细胞凋亡。

● **如何摄取**

❶ 花青素易溶于水，为避免花青素流失，蔬果要先洗再切，食用紫薯时不要削皮。

❷ 花青素在酸性环境中较为稳定，因此烹调富含花青素的蔬果前，可以先用白醋或柠檬汁将其拌好。

❸ 花青素遇到高温容易受到破坏，建议在烹调时大火快炒，让油充分包裹在食物表面，防止花青素流失。

❹ 花青素存在于所有深红色、紫色、蓝色的蔬果或五谷、根茎类食物中。

花青素的食物来源表

食物种类	来　　源
五谷类	大麦、高粱、紫米、黑米等
蔬菜	茄子、紫甘蓝、紫薯、紫土豆等
水果	葡萄、蓝莓、樱桃、草莓、桑葚、火龙果等

吲哚——可强化免疫系统

吲哚是普遍存在于植物中的生长素，十字花科蔬菜中吲哚的含量高于其他植物。该生长素可强化免疫系统，有很强的防病保健作用。

● **营养功效**

◎解毒杀菌。吲哚可解毒，杀死消化性溃疡元凶——幽门螺杆菌，预防消化系统疾病。

◎调节激素。吲哚可帮助性激素正常代谢，并分解过剩雌激素，减少激素相关疾病的发生。

◎防癌。吲哚可以抑制致癌物苯并芘的活性，减少患癌概率。

● **如何摄取**

❶ 吲哚主要存在于十字花科类蔬菜中，如卷心菜、西蓝花、菜花、油菜、大白菜、小白菜、芜菁、芥蓝、萝卜等。

❷ 烹调富含吲哚的蔬菜时，最好采用蒸、烫的方式。因为吲哚是水溶性的，若在水中煮10分钟左右，将大量流失。

你知道吗，营养也有"金字塔"

通过前面的介绍，我们已经知道了，这些营养素都要从食物中摄取。古人云"民以食为天"，现代人吃饭不仅仅是为了饱腹，更是为了给身体提供营养，获得健康。但是，有很多人不知道每天应该如何吃、吃多少。

有人认为大鱼大肉有营养，要多吃；有人觉得食物越贵越有营养，要吃贵的；有人提倡多吃点菜少吃点饭，认为这样更健康；还有人认为多吃蔬菜、水果既营养又瘦身，于是每天把蔬菜、水果当主食。这些都是不可取的做法。

其实，食物的营养价值是相对的。蛋、奶类食物对补充蛋白质来说，营养价值较高；但对补充铁元素来说，营养价值则较低。蔬菜、水果对于补充维生素来说，营养价值较高；但对于补充热量来说，营养价值则较低。也就是说，没有一种天然食物能包含人体需要的所有营养素。

再者，虽然每种食物均含有多种营养素，但各种食物所含营养素的种类和分量不同。比如蛋、奶、肉类富含蛋白质，蔬果是维生素的重要来源，五谷、薯类能提供充足的热量。可见，我们需要各种各样的营养素，也就需要各种各样的食物。

总之，我们要想获得全面的营养，拥有健康的身体，均衡、多样化饮食才是最佳选择。

为此，营养学家结合中国居民的膳食结构特点，制作了营养"金字塔"。"金字塔"共分5层，包含我们每天应吃的主要食物种类。

从"金字塔"中我们可以看出，每天的膳食应包括谷薯类、蔬菜、水果、畜禽肉、蛋、奶、大豆、坚果、油等。那么，每类食物每天应该吃多少，哪些食物可以多吃，哪些食物最好少吃或不吃呢？

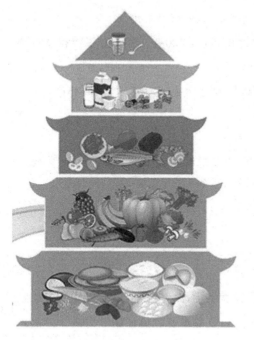

盐	<6克
油	25 ~ 30克
奶及奶制品	300克
大豆及坚果类	25 ~ 35克
畜禽	40 ~ 75克
水产品	40 ~ 75克
蛋类	40 ~ 50克
蔬菜类	300 ~ 500克
水果类	200 ~ 350克
谷薯类	250 ~ 400克
全谷物和杂豆	50 ~ 150克
薯类	50 ~ 100克
水	1500 ~ 1700毫升

——参考自《中国居民膳食指南2016》

谷薯类食物	➡	吃最多，每天不能少
蔬菜和水果	➡	多吃些，餐餐有蔬菜，天天吃水果
畜禽肉、鱼、蛋类	➡	适量吃，尽量选瘦肉
奶、大豆、坚果类	➡	多吃奶和大豆，坚果适量
盐、油等	➡	少吃，严格控制用量

谷薯类食物

谷薯类食物位于"金字塔"的最底层，可见是最基础，也是最重要的热量来源。这类食物含有丰富的碳水化合物，是最经济的热量来源，也是B族维生素、膳食纤维的重要来源。

每日推荐量：谷薯类食物250 ~ 400克，其中全谷物和杂豆类50 ~ 150克，薯类50 ~ 100克。

指标建议：谷薯类食物品种数平均每天3种以上，每周5种以上。

营养师叮咛

> 每天谷物不能少。按照每天所需碳水化合物的热量占摄入总热量的55% ~ 65%计算，一个成年人每餐都需要1 ~ 1.5碗米饭或1 ~ 2个馒头。

蔬菜和水果

"金字塔"的第二层是蔬菜和水果。这类食物是维生素、矿物质、膳食纤维和植物化学物的重要来源。循证研究发现，提高蔬菜、水果的摄入量，可维持身体健康，有效降低心血管疾病、糖尿病和癌症等慢性病的发病风险。

每日推荐量：蔬菜300 ~ 500克，其中深色蔬菜占1/2；水果200 ~ 350克。

指标建议：蔬菜、水果的食物品种数平均每天4种以上，每周10种以上。

畜禽肉、鱼、蛋

"金字塔"的第三层是动物性食物，包括畜禽肉、鱼、蛋。这类食物富含优质蛋白质、脂肪、脂溶性维生素、B族维生素和矿物质等，是平衡膳食的重要组成部分。有些食物含有较多的饱和脂肪酸和胆固醇，过多摄入对健康不利，因此建议适量食用。

每日推荐量：畜禽肉40 ~ 75克，水产品40 ~ 75克，蛋类40 ~ 50克。

指标建议：畜禽肉、鱼、蛋的食物品种数每天3种以上，每周5种以上。

营养师叮咛

动物性食物摄入应优先选择鱼和禽肉，少吃肥肉、烟熏及腌制肉品。蛋类营养成分齐全，营养价值高，但胆固醇含量高，摄入量不宜过多。

奶、大豆、坚果类

"金字塔"的第四层是奶、大豆及坚果类。奶类富含钙，是优质蛋白质的良好来源，增加摄入量有利于生长发育，骨骼健康；大豆富含优质蛋白质、必需脂肪酸、维生素E，并含有异黄酮等多种植物化学物，多吃可降低乳腺癌和骨质疏松症的发病风险；坚果富含多不饱和脂肪酸、蛋白质等营养素，适量食用有助于预防心脑血管病。

每日推荐量：奶及奶制品300克，大豆及坚果25 ~ 35克。

指标建议：奶、大豆、坚果类的食物品种数平均每天2种以上，每周5种以上。

油、盐等

盐、油等位于"金字塔"的塔尖，所占比例比较小，每天的食用量最少。食盐是食物烹调和加工类食品的主要调味品。烹调油包括植物油和动物油，它们是人体必需脂肪酸和维生素E的重要来源。

每日推荐量：油食用量25 ~ 30克，盐控制在6克以内。

营养师叮咛

　　饮食应清淡，少吃高盐、油炸食品；还要控制糖的摄入量，每天摄入不超过 50 克，最好控制在 25 克以内。

合理烹调，留住营养不失美味

　　一种食物的营养素除了受品种、产地、季节、食用部位等因素影响，还受烹调加工方法的影响。加热烹调除改变食物口感和形状外，一定程度上可降低食物的营养价值，如导致维生素流失。

　　因此，我们应该根据食物的特性来选择适宜的烹调方式，较好地保留食物营养，又不失美味。

如何烹调蔬菜

　　蔬菜的烹调方法有很多种，炒、煮、涮均可，还可以生吃、榨汁。要知道，烹调方式对蔬菜营养价值有很大影响。因为蔬菜中的很多营养成分，如维生素C、叶酸、钾等都很不稳定，要么容易随水分流失，要么容易被高温破坏。

　　那么，如何烹调才能更好地保留蔬菜中的营养呢？

　　清炒：油热后加入蔬菜翻炒，蔬菜熟了立刻盛出。用这种做法烹调的蔬菜味道可口，营养损失相对较低。

　　注意：不要为了口感好放太多的食用油，以免摄入较多油脂。

　　蒸制：蔬菜直接上蒸锅蒸，或者用玉米粉、米粉、黄豆粉、小麦粉先拌一下再蒸。这种方法营养素损失较少，并且不产生油烟。

　　注意：需要把握每种蔬菜的蒸制时间，蒸的时间过长，不但口感差，还会损失营养。

　　凉拌：蔬菜先入沸水中焯烫，捞出，放凉，再加入蒜蓉、芝麻酱等调味汁凉拌吃。这种方法能摄入比较少的油。

注意：焯烫时间不宜长，一般十几秒即可，以免损失更多的水溶性营养素。

生吃：蔬菜洗净，直接加入配好的调味料或沙拉酱，拌匀食用。这种方法营养损失最少。

注意：生吃最好选择有机蔬菜，此外一定要注意卫生，充分洗净。

榨汁：通常将蔬菜和水果一起榨汁，这是一种比较时尚的吃法，但蔬菜榨汁后会损失对健康有利的维生素C和膳食纤维。

注意：蔬果汁最好直接饮用，不要过滤掉渣，否则会损失大量膳食纤维。

此外，为了保留更多的营养素，留住美味，蔬菜在烹调时还要掌握以下几个原则：

先洗后切
蔬菜先用流水冲洗干净再切，切好后再洗会使蔬菜中的水溶性维生素和矿物质从切口处大量流失

切好即炒
洗净切好的蔬菜要尽快加工烹调，以免放在空气中导致其中的维生素C、抗氧化活性物质受到破坏和损失

急火快炒
蔬菜中很多营养素都怕热，长时间炒会损失大量营养素，因此要尽量缩短蔬菜的加热时间；但有些豆类蔬菜，比如四季豆，就需要充分加热

适当加点醋
烹调时如果能放一点醋当佐料，不但味道鲜美，还有保护维生素C的作用。因为B族维生素、维生素C在酸性环境中不易被分解

开水下菜
水溶性维生素对热敏感，加热会增加其损失，因此焯烫、涮食蔬菜时等水开后再下锅，更易保留营养

避免反复加热
蔬菜宜现做现吃，做好尽快吃，避免反复加热。这不仅会减少营养素的流失，还可以减少有害物质的产生

如何烹调鱼类

吃鱼时，不同的烹调方法会影响鱼的不饱和脂肪酸的利用率。鱼类一般可采取蒸、煮、煎、烧、炸等烹调方式，建议的烹调方法如下。

煮：对鱼的营养素破坏相对较小，但可使水溶性维生素和矿物质溶于水，其汤汁鲜美，不宜丢弃。

蒸：与水的接触比煮要少，所以水溶性营养素的损失也比较少，因此提倡多采用蒸的方式。如果蒸后浇汁，既可减少营养素丢失，又可增加美味。

如何烹调蛋类

蛋类在加工过程中营养素损失不多，但若加工方法不当，会影响其消化吸收和利用。蛋类一般采用煮、炒、煎、蒸等烹调方法。

中国农业大学食品学院的范志红教授，曾根据鸡蛋在烹调过程中的氧化程度和受热程度总结了鸡蛋烹调方式的排名。

A级：煮鸡蛋（嫩）、蒸鸡蛋羹

B级：蛋花汤、荷包蛋

C级：嫩蒸蛋、嫩煎荷包蛋

D级：老煎荷包蛋、鸡蛋煎饼、炒鸡蛋、煮茶鸡蛋

E级：做蛋皮、煎蛋角

F级：焗蛋黄、各种表面裹蛋液的煎炸食品

煮蛋方法：一般在水烧开后小火继续煮5 ~ 6分钟即可，时间过长会使蛋白质过分凝固，影响消化吸收。

煎蛋方法：火候不宜过大，时间不宜过长，否则可使蛋类变硬变韧，既影响口感又不利于消化。

不要吃生鸡蛋，也不要喝生蛋清。生鸡蛋的蛋白质呈胶状，人体不易消化吸收；生蛋清含有抗生物素蛋白和抗胰蛋白酶等物质，会妨碍生物素的吸收和蛋白质的消化。

如何烹饪畜禽肉

肉类食物一般可采用炒、烧、爆、炖、蒸、焖、炸等烹调方法。哪种烹调方式比较营养健康呢?

挂糊上浆：在滑炒或爆炒前可挂糊上浆，既可增加口感，又可减少营养素丢失。

多蒸煮、少烤炸：肉类在烤或油炸时，由于温度较高，会使营养素遭到破坏，还容易产生一些致癌化合物污染食物，影响人体健康。蒸、煮时温度较为稳定，不仅会保留更多的营养素，还会保留食物原始美味。

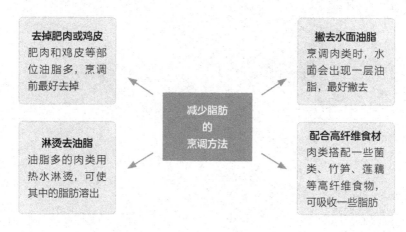

去掉肥肉或鸡皮
肥肉和鸡皮等部位油脂多，烹调前最好去掉

撇去水面油脂
烹调肉类时，水面会出现一层油脂，最好撇去

减少脂肪的烹调方法

淋烫去油脂
油脂多的肉类用热水淋烫，可使其中的脂肪溶出

配合高纤维食材
肉类搭配一些菌类、竹笋、莲藕等高纤维食物，可吸收一些脂肪

第 2 章

维生素缺乏症及补充方案

　　我们的身体需要的维生素量很少，种类却很多，如维生素 A、维生素 C、维生素 D、维生素 E 等。维生素是人体健康与发育不可或缺的营养物质。平时我们或许难以感受到维生素不足的严重性，不过人体一旦缺乏维生素，就会产生一些身体功能的障碍。

缺乏维生素A：视力下降，皮肤粗糙

维生素A小档案

别称：视黄醇	英文名称：Vitamin A
成人推荐每日摄取量：800 微克	主要存在于：动物肝脏

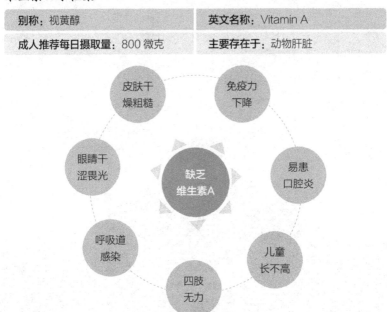

适合摄取的人群：■儿童与青少年　■孕妇　■哺乳期女性　■戴隐形眼镜者
■免疫力低下者　■长期使用电脑者

维生素A的主要功能是保护双眼视力、维护人体的抵抗力。多摄取维生素A还可强化皮肤和黏膜，使皮肤更光滑有弹性。

缺乏维生素A的危害

免疫力下降

维生素A是保护呼吸道黏膜的重要物质，若长期缺乏容易导致呼吸道感染，引发感冒。维生素A大量不足时，容易使身体免疫功能失调，对于各种病毒细菌的抵抗力将下降。

干眼症、夜盲症

身体内缺乏维生素A会导致眼睛适应光线的能力降低，影响视网膜的健康，很容易造成夜盲症。维生素A不足也会导致角膜干燥或退化，眼睛容易疲劳、干涩。

皮肤问题

长期缺乏维生素A，会使皮肤出现干燥或脱皮的现象，也很容易因紫外线的照射而长黑斑。

生长发育不良

维生素A能促进发育，强壮骨骼。如果体内缺乏维生素A会影响儿童与青少年的生长发育，导致骨骼与牙齿生长不良，不容易长高，经常四肢无力。

如何补充维生素 A

每日摄取量

中国营养学会建议，成年男性每天维生素A的摄入量为800微克，女性为700微克。怀孕女性（中、晚期）在此基础上增加70微克，哺乳期女性增加600微克。

摄取胡萝卜素

胡萝卜素在体内可转化为维生素A，可以多吃富含胡萝卜素的蔬果，如胡萝卜、西蓝花、芒果等。

蔬果带皮吃

维生素A通常存在于果实的外层，如胡萝卜的外皮中，因此在吃蔬果时尽量连皮一起吃，以摄取更多的维生素A。

食物来源

维生素A主要来源于动物性食物，还有富含胡萝卜素的黄绿色蔬果。

维生素 A 的食物来源表

食物种类	来源
动物肝脏	猪肝、羊肝、鸡肝、鸭肝、鹅肝等
蔬菜	胡萝卜、南瓜、菠菜、韭菜、西蓝花等
水果	芒果、橙子、橘子、杏、柿子、香蕉、草莓等
奶蛋类	奶油、蛋黄等

缺乏维生素C：牙龈出血，抵抗力下降

维生素C小档案

别称：抗坏血酸	英文名称：Vitamin C
成人推荐每日摄取量：100 毫克	主要存在于：新鲜蔬菜、水果

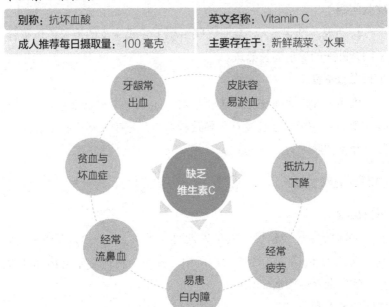

适合摄取的人群：■高强度劳动者　■脑力工作者　■长期户外工作者
　　　　　　　　　■嗜烟酗酒者　■白内障患者　■孕妇　■挑食偏食者

维生素C属于水溶性维生素，能帮助人体肌肤再生，并参与胶原蛋白的形成，使肌肤美白、润滑。它也能增强人体的免疫力，帮助对抗衰老。

缺乏维生素 C 的危害

出血症状

当身体大量缺乏维生素C时，牙龈很容易肿胀出血，也会出现鼻出血，皮肤也比较容易出现淤点、淤斑。

容易患白内障

眼睛中的晶状体中含有丰富的维生素C，如果摄入维生素C不足，极易导致晶状体浑浊，出现白内障。

免疫力下降

维生素C能促进巨噬细胞的吞噬作用，增强人体的免疫系统功能。当体内缺乏维生素C时，很容易降低人体对病毒及细菌的抵抗力，导致感冒等疾病的发生。

血液疾病

缺乏维生素C还会影响铁元素的吸收，导致贫血的发生，更严重时会发生坏血症。

如何补充维生素C

每日摄取量

中国营养学会建议，成人每天维生素C的摄入量为100毫克，怀孕女性（中、晚期）在此基础上增加15毫克，哺乳期女性增加50毫克。

避免过度清洗蔬果

维生素C是水溶性的，常会在清洗过程中流失，因此不宜过度清洗蔬果，也不要长时间浸泡。

避免药物对维生素 C 吸收的影响

许多药物会影响维生素C的吸收，比如阿司匹林、四环素、皮质类固醇等，因此要避免将维生素C与这些药物同食。

食物来源

维生素C普遍存在于新鲜蔬菜与水果中，尤其是绿黄色蔬菜和色彩鲜艳的水果。

维生素 C 的食物来源表

食物种类	来　源
蔬菜	小白菜、花菜、菠菜、卷心菜、甜椒、豌豆、番茄、韭菜等
水果	橙子、柠檬、柑橘、草莓、番石榴、猕猴桃、沙棘、柚子、红枣等

缺乏维生素D：影响钙和磷的吸收

维生素 D 小档案

别称：钙化醇	英文名称：Vitamin D
成人推荐每日摄取量：10 ～ 15 微克	主要存在于：动物性食物

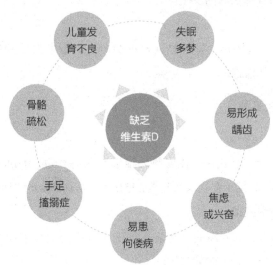

适合摄取的人群：■发育期儿童　■夜间工作者　■长期素食者
　　　　　　　　　　■老年人　　　■污染严重的城市居民

　　在阳光的照射下，我们身体里的胆固醇可以转换成维生素D，所以维生素D又有"阳光维生素"的美誉。维生素D能促进钙的吸收，因此也是增强骨骼的重要营养素。

缺乏维生素 D 的危害

儿童发育不良

　　人体内的钙代谢和磷代谢都需要维生素D的参与，缺乏维生素D容易影响骨骼的正常发育，使少年儿童无法顺利长高。

影响牙齿健康

身体缺乏维生素D会影响儿童的牙齿健康，使牙齿发育不良，容易出现龋齿。

骨质疏松

维生素D能帮助钙质沉积于骨骼上。身体若缺乏维生素D，很容易导致体内经常性钙质不足，进而出现骨质疏松的症状。

引起佝偻病

维生素D缺乏会引起人体钙磷代谢紊乱，严重时会造成代谢性骨骼疾病，就是我们通常说的佝偻病。该病多发于婴幼儿。

导致失眠

维生素D关系到钙质的吸收，当体内维生素D不足时，钙的吸收也会受到阻碍。钙质具有维持神经系统稳定的作用，若钙质不足则会出现焦虑或异常兴奋等情绪波动，进而引发失眠。

如何补充维生素 D

每日摄取量

中国营养学会建议，1岁至50岁的人每日维生素D的摄入量为10微克，50岁以上者每日摄入量为15微克。

适度晒太阳

充足的阳光照射，可使皮下胆固醇转化为维生素D。只要每天适当地接触阳光，就会增加维生素D的生成。

食物来源

通常植物性食物中维生素D含量较低，动物性食物是维生素D的主要来源，尤其鱼类和动物肝脏中含量最高。

维生素 D 的食物来源表

食物种类	来　　源
肉类和鱼类	动物肝脏、海鱼、鱼卵、鱼肝油
蛋奶类	牛奶、奶油、奶制品、蛋黄

缺乏维生素E：细胞受损，提早衰老

维生素E小档案

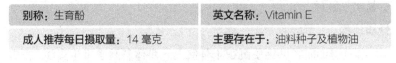

别称：生育酚	英文名称：Vitamin E
成人推荐每日摄取量：14 毫克	主要存在于：油料种子及植物油

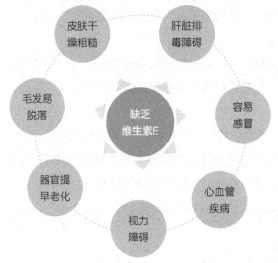

适合摄取的人群： ■干性肌肤者　　■心血管疾病患者　■孕妇
　　　　　　　　　■长期服避孕药者　■老年人　　　　■酗酒者

维生素E是非常有名的抗氧化剂，能清除体内的自由基，可帮助提高身体的免疫力、延缓衰老、预防癌症。它也有很好的清洁血管的能力，能防止胆固醇在血液中堆积。

缺乏维生素 E 的危害

提早衰老

体内维生素E不足，就无法有效对抗氧化作用，导致细胞受到自由基的伤害，使肌肤及人体器官提早出现老化现象。

肝肾功能障碍

维生素E是肝细胞生长的重要保护因子之一。维生素E不足会影响肝脏的解毒能力，甚至使肾脏的排毒能力出现障碍，使身体出现疲劳现象。

生殖功能障碍

体内维生素E不足时会导致女性雌激素分泌不足，造成习惯性流产；男性则会造成性功能低下、前列腺肥大，甚至引发不育症。

患心血管疾病

充足的维生素E有助于保持血液清洁，维护心血管健康。维生素E缺乏容易导致血管堆积过多的有害物质，引发心血管疾病。

如何补充维生素 E

每日摄取量

中国营养学会建议，14岁以上的青少年及成年人每日维生素E的摄入量为14毫克，哺乳期女性为17毫克。

以植物油为主

植物油中维生素E含量很高，食用油应以花生油、大豆油、葵花子油等为主。

食物来源

维生素E广泛存在于动植物中，尤其是油料种子、谷物、坚果中含量较丰富。

维生素 E 的食物来源表

食物种类	来　源
五谷类	麦芽、全麦、糙米、黄豆等
蔬菜	南瓜、胡萝卜、菠菜、莴笋等
油脂类	大豆油、花生油、玉米油、橄榄油、葵花子油等
动物性食物	瘦肉、动物肝脏等
坚果类	核桃、杏仁、松子、葵花子等

缺乏维生素K：易引起凝血障碍

维生素 K 小档案

别称： 凝血维生素	**英文名称：** Vitamin K
成人推荐每日摄取量： 80 微克	**主要存在于：** 绿色植物中

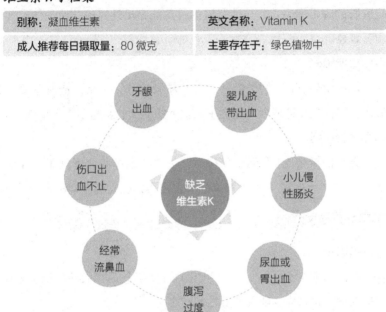

适合摄取的人群： ■经常流鼻血者　　■严重灼伤或外伤者　　■婴儿
　　　　　　　　　　■服用抗生素者　　■更年期女性　　　　■慢性胆囊炎患者

　　维生素K因具有凝血的作用又称凝血维生素，可以促进血液正常凝固，也是促进骨骼生长的重要维生素。人体对维生素K的需要量很少，但是不可缺少，否则会引起严重后果。

缺乏维生素 K 的危害

不正常凝血

　　维生素K是参与血液凝固的重要物质，一旦人体内缺乏则会导致凝血障碍。成年人会出现牙龈出血、尿血、胃出血、淤血及月经量过多等症状。

新生儿出血症

新生儿缺乏维生素K会出现吐血、脐带或者包皮出血、腹泻等症状。

骨质疏松

维生素K能帮助钙质发挥作用，增强骨密质。人体若缺乏维生素K，尤其是老年人，极易引发骨质疏松症，加大骨折的概率。

关节炎

体内维生素K含量过低还会损伤各个关节的软骨，长此以往会导致骨关节炎的发生。

如何补充维生素K

每日摄取量

中国营养学会建议，成年人每日维生素K的摄入量为80微克，7 ~ 18岁的人群为70微克，7岁以下的儿童适当减少。

喝点酸奶

肠道中的某些细菌可以合成维生素K，适当食用含有益生菌的食品如酸奶，可以帮助结肠中的有益菌生长，促进人体制造维生素K。

避免服用抗生素

有些抗生素会抑制消化道的有益菌生长，影响维生素K的摄入。

食物来源

维生素K的食物来源表

食物种类	来　源
五谷类	燕麦、黑麦、小麦等
蔬菜	苜蓿、甘蓝、西蓝花、番茄、空心菜、香菜、藕等
油脂类	大豆油、红花油、鱼肝油等
动物性食物	鹌鹑肉、动物肝脏等
蛋奶类	蛋黄、酸奶、奶酪等

缺乏维生素B₁：情绪暴躁不稳定

维生素 B₁ 小档案

别称：硫胺素	英文名称：Vitamin B₁
成人推荐每日摄取量：1.4 毫克	主要存在于：种子外皮及胚芽

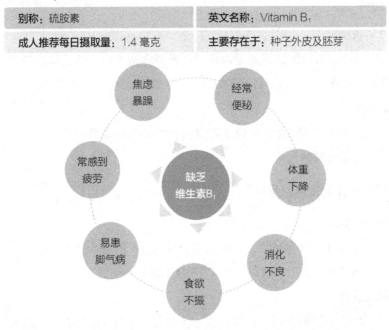

适合摄取的人群： ■常消化不良者　■孕妇及哺乳期女性　■老年人　■酗酒者
　　　　　　　　　 ■便秘者　　　　 ■吸烟者　　　　　　　 ■紧张、压力大者

维生素B₁常被称为"精神的维生素"，因为它可以缓和焦虑情绪，并能维护神经系统的正常运作。维生素B₁还参与糖的分解代谢，将产生的热量供给身体和大脑，让它们正常运作。

缺乏维生素 B₁ 的危害

情绪不稳定

维生素B₁对大脑和神经系统具有很大的影响，人体缺乏维生素B₁时，会引发神经炎症，导致情绪不稳定，经常生气暴怒。

脚气病

维生素B₁缺乏会导致脚气病等神经代谢紊乱疾病，多表现为淡漠、沮丧、心悸、气促气喘、指（趾）麻木、肌肉酸痛等。

肠胃不适

人体经常缺乏维生素B_1会导致肠胃功能不良，营养吸收受阻，体重减轻，甚至引发食欲不振、消化不良、便秘等。

如何补充维生素 B_1

每日摄取量

中国营养学会建议，成年男性每天维生素B_1的摄入量为1.4毫克，女性为1.2毫克。

多吃柑橘类水果

橙子、柠檬等柑橘类水果含有维生素C和柠檬酸，可防止维生素B_1遭到破坏，同时有助于B族维生素的吸收。

吃全谷物食品

五谷在研磨加工的过程中会损失大量的维生素B_1，日常饮食中应尽量吃全谷物食品，比如糙米、小麦粒、燕麦片、全麦面包等。

咖啡、茶会破坏维生素 B_1

咖啡中的咖啡因与茶叶中的单宁酸都不利于维生素B_1的吸收，且会破坏维生素B_1。因此，富含维生素B_1的食物不宜与咖啡、茶同食。

食物来源

维生素B_1广泛存在于天然食物中，谷类食物的表皮和胚芽中含量最高，而鱼类、蔬菜和水果中含量较少。

维生素 B_1 的食物来源表

食物种类	来　源
五谷类	米糠、麦麸、全麦、燕麦、玉米、黄豆等
坚果类	花生、芝麻、葵花子等
动物性食物	猪瘦肉、牛肉、鳗鱼、动物内脏等
蔬菜	芹菜叶、莴笋叶、番茄、白菜等

缺乏维生素B₂：口腔组织和皮肤发炎

维生素 B₂ 小档案

别称：核黄素	英文名称：Vitamin B₂
成人推荐每日摄取量：1.4 毫克	主要存在于：动物性食物

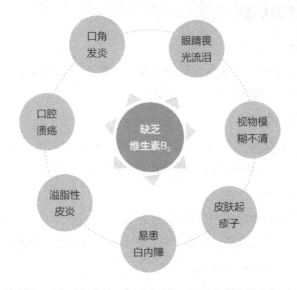

适合摄取的人群：■精神紧张者　■皮炎患者　■素食者　■孕妇
■哺乳期女性　■长期服用避孕药者

　　维生素B₂是参与代谢的重要物质，碳水化合物、蛋白质、核酸和脂肪的代谢都离不开维生素B₂。另外，维生素B₂在维护皮肤健康上有着显著的作用，因此被称为"皮肤的维生素"。

缺乏维生素 B₂ 的危害

口腔炎症

　　维生素B₂是口腔健康的守护神，一旦人体内缺乏很容易导致口腔或嘴角发炎、过敏、起水疱、溃疡等。

皮肤发炎

维生素B$_2$能维持肌肤的完整与再生，还可抗皮炎、缓解皮肤过敏。人体内缺乏维生素B$_2$容易引起皮肤丘疹、湿疹及脂溢性皮炎等。

眼部疾病

身体缺乏维生素B$_2$会引起一系列眼部疾病，如表现为怕光、流泪、视物模糊等。老年人常患的白内障也和体内缺乏维生素B$_2$有关。

如何补充维生素 B$_2$

每日摄取量

中国营养学会建议，成年男性每天维生素B$_2$的摄入量为1.4毫克，女性为1.2毫克，婴幼儿为0.5 ~ 1毫克。

每日补充

多余的维生素B$_2$不容易在体内储存，因此应该保持每日补充维生素B$_2$的习惯。

减少饮酒吸烟

研究发现，大量饮酒、吸烟都会影响维生素B$_2$的吸收。

避免食物暴晒

维生素B$_2$容易受到阳光中紫外线的破坏，应避免把富含维生素B$_2$的食物直接放在阳光下暴晒。

食物来源

维生素B$_2$在各类食品中广泛存在，通常动物性食物中的含量高于植物性食品，尤其动物内脏中的含量最高。

维生素 B$_2$ 的食物来源表

食物种类	来源
豆类	黄豆、黑豆、扁豆等
动物性食物	肉类、动物内脏、鳝鱼、鲫鱼等
蛋奶类	鸡蛋、鸭蛋、鹌鹑蛋、牛奶、酸奶等
蔬菜	香菇、苜蓿、豌豆等

缺乏维生素B₆：容易发生皮肤病

维生素 B₆ 小档案

别称：吡哆醇	英文名称：Vitamin B₆
成人推荐每日摄取量：1.4 毫克	主要存在于：肉类、全谷类

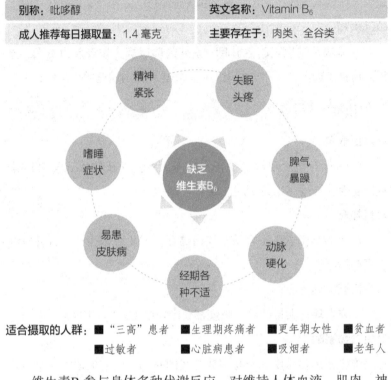

适合摄取的人群： ■"三高"患者　■生理期疼痛者　■更年期女性　■贫血者
　　　　　　　　　■过敏者　　　■心脏病患者　　■吸烟者　　■老年人

维生素B₆参与身体多种代谢反应，对维持人体血液、肌肉、神经、皮肤的健康有着重要的作用。它参与女性雌激素的代谢，因此能帮助减缓经前各种不适症状，还能缓解痛经及更年期各种不适症状。

缺乏维生素 B₆ 的危害

精神紧张

维生素B₆具有维持大脑和神经系统正常运转的作用，人体内缺乏维生素B₆时容易引发情绪紧张、失眠、头痛等。

情绪暴躁

人体内缺乏维生素B₆也会导致神经系统失调，引发情绪暴躁或忧郁，并出现嗜睡、记忆力下降等。

贫血

维生素B₆是制造血红蛋白与抗体的必要营养素，还参与身体造血，人体内缺乏维生素B₆容易导致贫血症状。

动脉硬化

维生素B₆参与人体脂肪代谢，如果维生素B₆摄取不足，脂肪代谢能力就会下降，导致多余的脂肪在肝脏与血管中堆积，造成动脉硬化。

如何补充维生素 B₆

每日摄取量

中国营养学会建议，14 ～ 50岁人群每天维生素B₆的摄入量为1.4毫克，50岁以上者为1.6毫克，其他年龄段人群适量减少。

多吃粗粮

全谷类食物中维生素B₆的含量较高，因此平时尽量多吃一些粗粮、全麦食物，避免只吃精米白面。

减少冲洗谷类与蔬菜

为了减少维生素B₆流失，在煮饭或者烹制菜肴前，应避免过度冲洗谷类食物和绿叶蔬菜；在煮饭、炒菜时，应尽可能缩短时间，饭菜刚熟能食即可。

食物来源

维生素B₆的食物来源很广泛，动物性、植物性食物中均含有。通常肉类、全谷类、坚果类中的含量较高。

维生素 B₆ 的食物来源表

食物种类	来　源
五谷类	米糠、大米、全麦、糙米、燕麦、荞麦、黄豆、绿豆等
动物性食物	瘦肉、鱼肉、鸡肉、牛肉、动物内脏等
坚果类	葵花子、核桃、花生等
蔬菜	胡萝卜、土豆、甘蓝、菠菜、香菇、苜蓿等
其他	鸡蛋、乳制品、酵母、蜂蜜等

缺乏维生素B₁₂：易疲劳，记忆力下降

维生素 B₁₂ 小档案

别称：钴胺素	**英文名称**：Vitamin B₁₂
成人推荐每日摄取量：2.4 微克	**主要存在于**：动物性食物

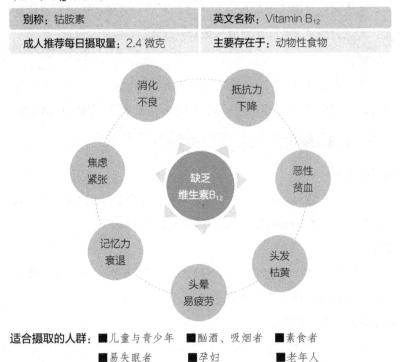

适合摄取的人群：■儿童与青少年　■酗酒、吸烟者　■素食者
　　　　　　　　　■易失眠者　　　■孕妇　　　　■老年人

　　维生素B₁₂又称红色维生素，是制造红细胞的重要原料，能预防贫血，也是维护神经系统的重要营养素。此外，维生素B₁₂可影响食欲，因此对儿童发育特别重要。

缺乏维生素 B₁₂ 的危害

贫血

　　人体需要维生素B₁₂来参与制造骨髓红细胞，缺乏维生素B₁₂容易导致血液中红细胞不足，出现一系列贫血症状，如皮肤发黄、毛发稀黄、月经不调、头晕、抵抗力降低等，甚至引发恶性贫血。

疲劳倦怠

人体内缺乏维生素B_{12}，容易产生疲劳及精神倦怠，主要表现为表情呆滞、反应迟钝、少言寡语、爱睡觉等。

食欲不振

如果出现食欲不振、消化不良、失去味觉、舌部麻木等情况，都有可能是维生素B_{12}缺乏造成的。

精神异常

由于维生素B_{12}能维护神经系统的正常运作，人体内缺乏维生素B_{12}时容易导致神经系统发生紊乱，引发焦虑、紧张、抑郁或记忆力衰退等。

如何补充维生素 B_{12}

每日摄取量

中国营养学会建议，14岁以上的青少年及成年人每天维生素B_{12}的摄入量为2.4微克，7 ~ 14岁的儿童摄入量为1.6 ~ 2.1微克，0 ~ 7岁小儿适当减少。

不偏食、挑食

人体对维生素B_{12}的需求量极少，并且维生素B_{12}可以在体内储存，因此平时只要合理饮食就可以摄取足够的维生素B_{12}。

避免长期吃素食

素食者很容易缺乏维生素B_{12}，因为维生素B_{12}大部分来源于动物性食物，尤其瘦肉是维生素B_{12}的良好来源。平时要常吃瘦肉、鱼类等，避免长期吃素食。

食物来源

维生素 B_{12} 的食物来源表

食物种类	来　源
动物性食物	瘦肉、鸡肉、猪肉、牡蛎、动物肝脏、乌骨鸡、鸽肉、鲑鱼、鲫鱼、沙丁鱼、金枪鱼等
蛋奶类	牛奶、羊奶、奶酪、奶粉、鸡蛋、鹌鹑蛋等
菌藻类	紫菜、香菇等
其他	葡萄酒、啤酒、南瓜子、葵花子、腐乳等

缺乏烟酸：焦虑，偏头痛频发

烟酸小档案

别称： 维生素 B$_3$、尼克酸	**英文名称：** Nicotinic Acid
成人推荐每日摄取量： 15 毫克	**主要存在于：** 动物性食物

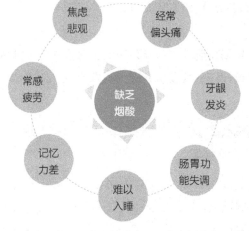

适合摄取的人群： ■失眠者　■高血糖患者　■高血压患者　■吸烟者　■酗酒者　■甲亢患者　■压力大者

　　烟酸是B族维生素大家族中的一员，性质相对比较稳定，不会因为高温烹调或存储造成大量损失。在B族维生素中，人体需求量最多的就是烟酸。烟酸可以维护消化系统的健康，也有助于安定神经，减缓压力。

缺乏烟酸的危害

食欲不振

　　烟酸可以改善胃肠道的消化功能，如果体内烟酸不足，则会导致食欲下降、胃肠功能失常，出现口腔溃疡、口臭等病症。

失眠及疲劳

　　烟酸能够维持神经系统和脑功能的正常运转。一旦人体内缺乏烟酸，则会导致神经系统不稳定，脑波动异常，进而引发失眠，随之而来的则是经常性的疲劳感。

负面情绪

人体内缺乏烟酸很容易导致神经系统失衡，产生各种负面情绪，比如焦虑、悲观、多疑等。

偏头痛

烟酸能够改善脑部的血液循环，安定神经，减轻因压力或疲劳引起的偏头痛。人体内缺乏烟酸，偏头痛的症状会愈加明显。

如何补充烟酸

每日摄取量

中国营养学会建议，成年男性每天的烟酸摄入量为15毫克，女性为12毫克。

适当多吃鸡蛋、牛奶

乳制品、蛋类中的烟酸含量虽然不高，但色氨酸较多，在体内可转化为烟酸。

玉米与豆类、面粉一起食用

玉米中烟酸含量丰富，但人体不能直接吸收利用。可利用碱处理玉米，并与豆类、大米和面粉一起食用，来提高玉米的吸收率。

减少烹调用水量

烟酸可以溶解于水，加热不会破坏它的性能，但会随煮汤而流失掉。为了减少损失，烹调时尽量保持原始汤汁，或减少烹调用水量。

食物来源

烟酸的食物来源表

食物种类	来　源
五谷类	燕麦、全麦、玉米、麦芽、绿豆、蚕豆等
蔬菜	洋葱、芹菜、西蓝花、番茄、胡萝卜等
动物性食物	瘦肉、鸡肉、鸭肉、动物肝脏和肾脏、鲤鱼、青花鱼等
奶蛋类	牛奶、奶酪、鸡蛋等
其他	酵母、茶叶、植物油、紫菜等

缺乏叶酸：影响胎儿正常发育

叶酸小档案

别称：维生素 B_9	英文名称：Folic Acid
成人推荐每日摄取量：400 微克	主要存在于：绿叶蔬菜

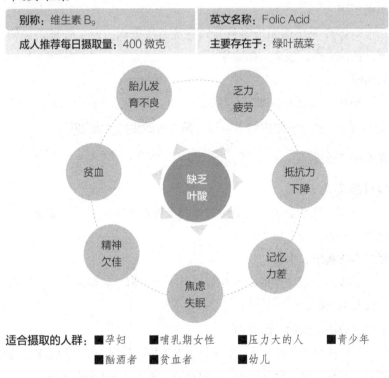

适合摄取的人群：■孕妇　　■哺乳期女性　　■压力大的人　　■青少年
　　　　　　　　■酗酒者　　■贫血者　　　　■幼儿

叶酸是一种水溶性B族维生素，主要参与人体新陈代谢的过程，能够促进红细胞的生成；叶酸也是合成DNA的重要营养素，能预防某些先天性疾病，还能影响胚胎神经系统的健全发育。

缺乏叶酸的危害

贫血

叶酸能促进红细胞的生成，如果人体内缺乏很容易引发贫血，并造成抵抗力下降。

发育不良

发育中的儿童缺乏叶酸时，很容易导致发育不良，出现头发黄、逐渐消瘦、不长个等情况。

胎儿畸形

孕妇体内叶酸不足，会影响胎儿的神经系统发育，导致胎儿发育迟缓，甚至有可能畸形。

精神障碍

叶酸可以维持神经系统的安定，摄取不足往往会导致精神障碍，比如失眠、健忘、易疲劳、精神欠佳等。

如何补充叶酸

每日摄取量

中国营养学会建议，14岁以上的青少年及成年人每天的叶酸摄入量为400微克，儿童适当减少。孕妇每天的叶酸摄入量为600微克，哺乳期女性为550微克。

从食物中摄取

叶酸最好从食物中摄取，尤其孕妇要选择天然叶酸。人工合成的叶酸可能会导致肝脏饱和，还会增加孕妇和胎儿的危险。

避免与酒同食

含叶酸的食物应避免与酒一起食用或烹制，因为酒精会阻碍人体对叶酸的吸收。

避免长时间储存

叶酸很容易因光线和高温而流失，因此含叶酸的食物不宜长时间储存和高温烹调。

食物来源

叶酸的食物来源表

食物种类	来源
蔬菜	菠菜、番茄、胡萝卜、菜花、油菜、小白菜、扁豆、豆荚、蘑菇等
水果	猕猴桃、橙子、柑橘、草莓、樱桃、香蕉、柠檬、山楂、石榴、葡萄等
动物性食物	动物内脏、鸡肉、牛肉、羊肉、鱼类、贝类等
五谷类	大麦、全麦、糙米、黄豆、红豆、绿豆等
坚果类	核桃、榛子、腰果、板栗、杏仁、松子、葵花子等

缺乏泛酸：情绪异常，低血糖

泛酸小档案

别称：维生素 B$_5$	英文名称：Pantothenic Acid
成人推荐每日摄取量：5 毫克	主要存在于：动物性食物

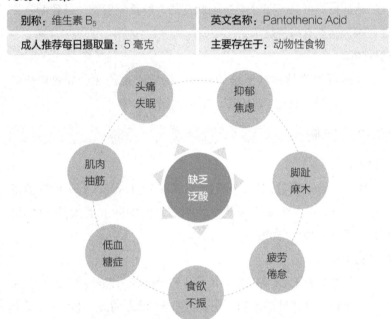

适合摄取的人群： ■服用抗生素者　■工作压力大者　■关节炎患者　■失眠者
　　　　　　　　 ■酗酒者　　　　■过敏症患者　　■手足常感刺痛者

泛酸也是一种B族维生素，因广泛存在于各种动植物性食品中，所以叫做泛酸。泛酸参与人体内的脂肪和糖类的代谢，为身体活动提供热量，并且是维持大脑和神经健康必需的营养元素。

缺乏泛酸的危害

手脚麻木

人体缺乏泛酸的主要表现为脚趾麻木、肌肉抽筋、手脚麻痹、步行时摇晃等。

不良情绪

泛酸能维持大脑和神经系统正常运转，人体缺乏时容易引起不良情绪，如脾气暴躁、神经质、闷闷不乐、没有精神、失眠等。

肠胃功能障碍

人体缺乏泛酸会导致热量不足而容易疲劳，也会导致胃肠功能障碍，出现食欲不振、恶心、胃下垂、胃溃疡、便秘等。

血糖过低

充足的泛酸可以维持高水平的血糖浓度。泛酸缺乏时，人体分泌的肾上腺素无法满足将蛋白质转化为糖的需求，从而造成血糖偏低，出现疲劳、眩晕、紧张、头痛甚至晕倒等症状。

如何补充泛酸

每日摄取量

中国营养学会建议，14岁以上的青少年及成年人每天的泛酸摄入量为5毫克，儿童适当减少。

少吃加工食品

几乎所有食物都含有泛酸，但是精细加工、高温、罐头加工、冰冻都会使食物中的泛酸流失。

避免过量饮酒、咖啡

饮酒过量、大量饮用咖啡和茶都会降低人体吸收泛酸的能力。另外，平时压力大也会影响泛酸的吸收。

同时摄取其他 B 族维生素

摄入泛酸的同时，最好多吃一些富含其他B族维生素的食物，这样利于身体吸收泛酸。叶酸和生物素最能促进泛酸的吸收。

食物来源

泛酸的食物来源表

食物种类	来源
五谷类	全麦、玉米、未精制的谷物等
蔬菜	空心菜、南瓜、胡萝卜、菠菜、韭菜等
动物性食物	动物心脏、动物肝脏、牛肉、鸡肉、海鱼等
奶蛋类	牛奶、母乳、鸡蛋等
坚果类	腰果、杏仁、松子、葵花子、核桃等

缺乏生物素：头发脱落，肌肤干燥

生物素小档案

别称：维生素 H	英文名称：Vitamin H
成人推荐每日摄取量：40 微克	主要存在于：肉蛋类及蔬菜

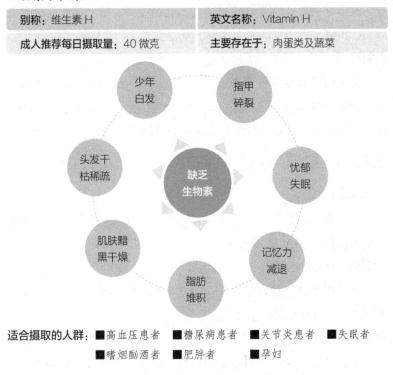

适合摄取的人群： ■高血压患者 ■糖尿病患者 ■关节炎患者 ■失眠者 ■嗜烟酗酒者 ■肥胖者 ■孕妇

生物素是水溶性维生素，最重要的生理功能是参与体内蛋白质、脂肪和糖类的代谢，促进神经系统的健康；生物素也能帮助改善脱发和少年白发的情况，并有助于维护指甲和皮肤的健康。

缺乏生物素的危害

头发干枯、脱发

人体缺乏生物素最直接的影响就是危害头发健康，导致头屑增多、大量脱发、头发干枯、少年白发等，甚至还会影响到指甲的健康，使其变得脆弱，易碎裂。

精神不振

生物素可促进蛋白质、脂肪和糖类的代谢，为大脑运转提供充足的热量，还可以促进神经组织的发育。人体一旦缺乏生物素就容易出现疲劳、忧郁、失眠、记忆力减退等症状。

引起肥胖

生物素参与脂肪的代谢，帮助身体代谢多余的脂肪。如果体内缺乏生物素容易导致脂肪堆积，引起肥胖。

引发皮肤问题

生物素具有协助细胞生长的作用，与其他维生素共同作用，一起维护皮肤健康。人体缺乏生物素时，皮肤会出现黯黑干燥、湿疹、皮炎等问题。

如何补充生物素

每日摄取量

中国营养学会建议，14岁以上的青少年及成年人每天的生物素摄入量为40微克，儿童适当减少。

合理饮食

几乎所有的食品中都含有生物素，人体内也可自行合成生物素，所以平时只要均衡饮食就可以摄取足够的生物素。

忌生吃鸡蛋

生鸡蛋的蛋白会妨碍生物素的吸收，因此忌生吃鸡蛋。吃鸡蛋时要连蛋黄一起吃。

少用抗生素

生物素可以通过肠内细菌作用在人体内自行合成，但若长期服用抗生素，人体的肠内细菌死亡，就无法通过肠内细菌来合成。

食物来源

生物素的食物来源表

食物种类	来　源
五谷类	小麦、糙米、小麦胚芽等
蔬菜	菜花、土豆、番茄、莴笋、青椒等
水果	柚子、草莓、樱桃、木瓜、荔枝、桂圆、葡萄、柑橘等
动物性食物	牛肉、鸡肉、鸭肉、牡蛎、牛奶、动物肝脏和肾脏等
奶蛋类	牛奶、酸奶、奶酪、奶粉、鸡蛋等

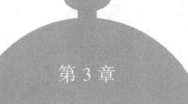

第 3 章

矿物质缺乏症及补充方案

矿物质是构成人体组织的重要营养素，它参与人体的建造与修护，维持正常的生理功能，并有增强免疫力的作用。矿物质对我们的重要性不亚于维生素，如果人体缺乏矿物质，也会给身体健康带来危害。

缺乏钙：骨质疏松，牙齿松动

钙元素小档案

符号：Ca	英文名称：Calcium
成人推荐每日摄取量：800 毫克	主要存在于：奶及奶制品

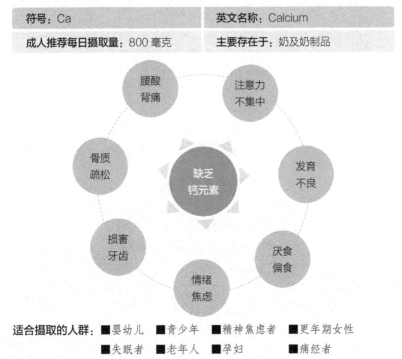

适合摄取的人群：■婴幼儿　■青少年　■精神焦虑者　■更年期女性
　　　　　　　　　■失眠者　■老年人　■孕妇　　　　■痛经者

　　钙是人体内含量最多的矿物质，广泛分布在血液、软组织和细胞外液中，是构成骨骼和牙齿的最重要的物质。它还能增加软组织的弹性和韧性，促进血液凝固，维护心脏正常功能。

缺乏钙元素的危害

发育不良

　　婴幼儿体内缺乏充足的钙质会导致发育不良，容易出现夜啼、烦躁、盗汗、蛀牙、佝偻病等。青少年如果缺钙，骨骼就无法正常发育，会影响身高。

骨质疏松

　　充足的钙能强化骨骼和牙齿，中老年人如果缺钙会导致骨质疏松，经常腰酸背痛、关节痛、腿疼，以及牙齿松动或脱落等。

烦躁失眠

人体缺乏钙会导致神经系统失调，出现焦虑现象，情绪变得紧张、暴躁不安；夜间难以入睡，长期缺钙会引发失眠症。

肌肉抽筋

合理的钙含量有助于维持肌肉神经的正常兴奋性。如果人体中钙质不足，就会导致肌肉紧绷，出现抽搐、痉挛的症状。

如何补充钙元素

每日摄取量

中国营养学会建议，成年人每天的钙摄入量为800毫克，孕妇及哺乳期女性为1000毫克，青少年为1000 ~ 1200毫克，小儿适当减少。

高钙饮食

钙最好从含钙丰富的天然食物或强化钙质食品中摄取。如果需要服用补钙剂可遵医嘱，不能擅自盲目大量服用。

同时补充维生素 D

钙与维生素D协同补钙效果更佳，维生素D能帮助身体吸收食物中的钙质。

避免与富含草酸的食物同食

钙质容易和草酸在消化系统结合成人体无法吸收的物质，降低钙的吸收率。富含草酸的食物有菠菜、甜菜、甘蓝类蔬菜、草莓、核桃、浓茶等。

食物来源

钙元素的食物来源表

食物种类	来　源
豆类	大豆、豆腐、腐竹、黑豆、青豆等
动物性食物	虾皮、骨头、鱼类、贝类等
奶蛋类	牛奶、奶酪、干酪、酸奶、蛋黄等
其他	杏仁、芝麻、紫菜、海带、豇豆等

缺乏磷：影响骨骼发育和生长

磷元素小档案

符号：P	英文名称：Phosphorus
成人推荐每日摄取量：720 毫克	主要存在于：肉类及谷物

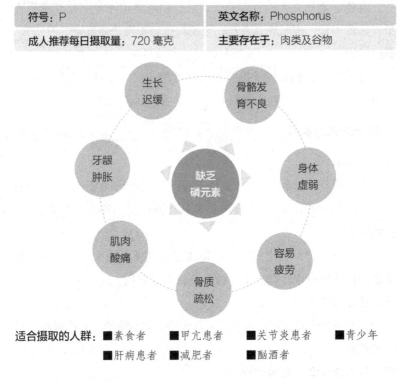

适合摄取的人群：■素食者　■甲亢患者　■关节炎患者　■青少年
　　　　　　　　■肝病患者　■减肥者　　■酗酒者

磷存在于人体所有的细胞中，是维持骨骼和牙齿的必要物质，几乎参与所有生理上的化学反应。磷还是使心脏有规律地跳动、维持肾脏正常功能和传达神经刺激信号的重要物质。

缺乏磷元素的危害

骨骼发育不良

人体中约80%的磷存在于骨骼和牙齿中，它是构成骨骼的又一重要物质。如果体内缺乏磷很容易导致骨骼发育不良，无法维持骨骼的坚固和健康，有可能导致骨质疏松。

身体虚弱

磷元素参与人体多种代谢，如糖类、脂肪、蛋白质的代谢。如果磷摄取不足会造成人体供能缺乏，进而导致身体虚弱、食欲不振、肌肉酸痛等症状。

生长缓慢

人体内的磷充足能增强细胞膜功能，使细胞膜中各种营养物质与激素发挥最好效用。磷不足会导致生长迟缓，或发生佝偻病。

如何补充磷元素

每日摄取量

中国营养学会建议，成年人每天的磷摄入量为720毫克，青少年为640 ~ 710毫克，小儿应减少。

一日三餐均衡饮食

磷广泛存在于各种食物及许多加工食品中，特别是谷类和含蛋白质丰富的食物中磷含量更多。只要一日三餐均衡饮食，一般不需要担心磷摄取不足。

中老年人多吃蔬菜

中老年人由于肾脏不再帮助排出多余的磷，因此饮食上要少吃高脂肪食物，多喝牛奶，多吃蔬菜，以免体内磷过量影响钙的吸收。

少喝碳酸饮料

碳酸饮料往往含有大量的磷，尤其是可乐（有大量的磷酸）。为避免因摄取过量的磷而造成钙的流失，应适量饮用碳酸饮料。

食物来源

磷元素的食物来源表

食物种类	来　源
谷物	糙米、小麦、糯米、燕麦、薏米等
豆类	黄豆、蚕豆、红豆、豌豆、绿豆等
肉类	动物肝脏、羊肉、牛肉、猪肉、鸡肉等
坚果	栗子、南瓜子、芝麻、花生、开心果、腰果、核桃等
其他	乳酪、巧克力、蛋黄、肉松等

缺乏镁：易诱发心血管疾病

镁元素小档案

符号：Mg	英文名称：Magnesium
成人推荐每日摄取量：330 毫克	主要存在于：蔬菜、水果

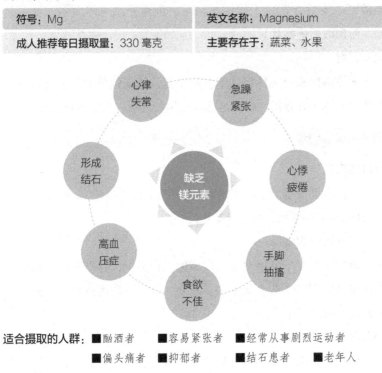

适合摄取的人群： ■酗酒者　　■容易紧张者　　■经常从事剧烈运动者
　　　　　　　　　　　■偏头痛者　　■抑郁者　　　　■结石患者　　　■老年人

　　镁是除钙、磷之外人体含量最多的矿物质，是制造DNA必需的物质，在血糖转变为热量的过程中扮演重要角色，是维持健康不可或缺的矿物质之一。人体如果镁不足，一般是由于常吃精制的加工食品，且蔬菜、水果摄取不足造成的。

缺乏镁元素的危害

情绪不稳

　　镁元素对神经有显著的镇静作用，人体缺乏镁时会干扰神经的完整性，很容易出现紧张、焦虑、不安等症状，严重的还会影响食欲。

心律不齐

镁能维持正常的心肌收缩，如果缺乏就会导致心肌收缩出现障碍，引发心律不齐、心悸，严重者还会导致脑卒中。

肌肉抽搐

镁参与体内一系列新陈代谢过程，与神经肌肉关系密切。如果缺镁，可导致肌肉无力，耐久力降低，甚至还会发生抽搐、痉挛等。

形成结石

镁能防止钙沉淀在组织和血管壁中，防止产生肾结石、胆结石。体内缺乏镁时，很容易使多余的钙沉积在器官组织和血管壁，形成结石。

如何补充镁元素

每日摄取量

中国营养学会建议，成年人每天的镁摄入量为330毫克，孕妇为370毫克，儿童则应该减少。

少吃加工食品

食物在加工过程中会流失大量的镁，如精制的大米。所以若想摄取更多的镁，尽量不要吃加工食品，而应该选择天然食物。

多吃富含蛋白质的食物

瘦肉、鸡肉、鱼等食物蛋白质含量丰富，若与适量的钙质配合，可以帮助人体吸收镁。

食物来源

镁元素的食物来源表

食物种类	来　　源
五谷类	玉米、燕麦、小米、高粱、荞麦、黄豆、绿豆、黑豆等
蔬菜	土豆、辣椒、苋菜、蘑菇、大蒜、葱等
水果	杨桃、桂圆、香蕉、苹果、杏、无花果、桃等
动物性食物	海鲜、鱼类、猪肉、牛肉等
其他	紫菜、海带、花生、芝麻、杏仁、蜂蜜、咖喱粉、啤酒、酵母等

缺乏钾：头晕心慌，四肢无力

钾元素小档案

符号：K	英文名称：Potassium
成人推荐每日摄取量：2000 毫克	主要存在于：植物性食物

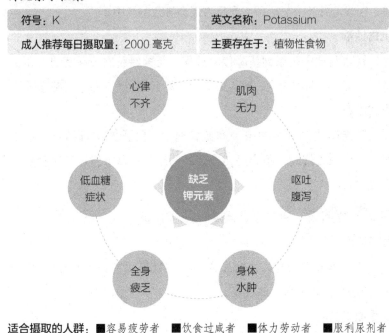

适合摄取的人群： ■容易疲劳者　■饮食过咸者　■体力劳动者　■服利尿剂者
　　　　　　　　　■减肥者　　　■运动员　　　■爱吃甜食者

　　钾广泛分布于肌肉、神经及血细胞中，与骨骼肌、神经传导，甚至心肌活动都关系密切，是人体不可缺少的矿物质之一。它能维持人体酸碱平衡，并帮助体内水分平衡；充足的钾能保护神经健康，提高智力，也有助于提高肌肉和人体的活力。

缺乏钾元素的危害

肌肉无力

　　钾元素和肌肉的兴奋性密切相关。人体摄入不足则会造成肌肉兴奋性减弱，使得肌肉收缩和舒张无法顺利进行，出现肌肉无力症状，严重的时候还会出现疲倦反应。

心律失常

充足的钾能维持心肌正常功能，钾摄取不足时会导致心律失常。

影响排毒

钾元素可以帮助身体代谢掉废物和毒素，提高身体免疫力。人体缺乏钾时就会影响排毒，使身体不能得到及时净化。

如何补充钾元素

每日摄取量

中国营养学会建议，成人每天钾元素的摄入量为2000毫克，14 ~ 18岁青少年为2200毫克，小儿应当减少。

运动后吃香蕉

香蕉含钾量很高，运动后吃根香蕉，可以帮助身体及时补充因为流汗而消耗的钾，达到补充体力的目的。

尽量避免热加工

钾是属于水溶性的矿物质，容易在烹调或浸泡的过程中流失。所以，食用未经加热烹煮过的蔬菜、水果是获得钾最好、最安全的途径。

注意与钠的平衡

钾不要补充过量，应注意钾与钠的平衡，否则会损害神经和肌肉的功能。此外，肾病患者由于肾功能减退而无法有效排出钾，容易导致高钾血症，必须限制钾的摄入量。

食物来源

钾元素的食物来源表

食物种类	来　源
蔬菜	口蘑、竹笋、莴笋、土豆、山药、芋头、番茄、菠菜、葱等
水果	香蕉、苹果、西瓜、牛油果、香瓜、枇杷、橙子、柑橘等
豆类	黄豆、毛豆、蚕豆、绿豆等
其他	紫菜、海带、红茶、牛奶、蜂蜜、金枪鱼、核桃、杏仁等

缺乏钠：头晕乏力，体重减轻

钠元素小档案

符号：Na	英文名称：Sodium
成人推荐每日摄取量：1500 毫克	主要存在于：调味品

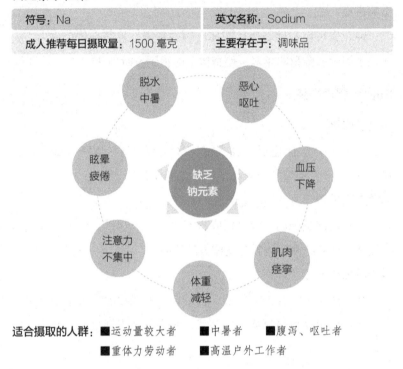

适合摄取的人群：■运动量较大者　■中暑者　■腹泻、呕吐者
　　　　　　　　■重体力劳动者　■高温户外工作者

钠广泛存在于人体所有细胞中，具有十分重要的生理作用。它参与体内糖、氧的代谢过程，调节渗透压，维持人体酸碱平衡和正常血压；胃、肌肉、神经、心血管的正常工作也需要钠的参与。

缺乏钠元素的危害

影响肌肉收缩

钠元素可以维持肌肉的弹性，调控肌肉收缩，协助传导神经冲动；身体内缺乏钠会导致肌肉收缩不完整，出现肌肉痉挛。

神志不清

钠元素参与人体的肌肉运动、糖代谢，摄取不足时会造成热量的生成和利用率下降，导致肌肉无力、神志模糊和昏迷。

呕吐与腹泻

身体一旦缺少钠元素，就会导致钾钠浓度失衡，容易引发腹泻、恶心，严重时还会出现呕吐症状。体内钠元素的过度减少，会导致体重减轻。

精神欠佳

钠元素摄取不足会导致注意力不集中，或有莫名的疲倦感、总是昏睡等症状。

如何补充钠元素

每日摄取量

中国营养学会建议，成人每天钠元素的摄入量为1500毫克，儿童和老年人应适当减少。

大量流汗后补充钠

体力劳动者或做了大量运动的人，往往会流失大量汗水，此时除多补充水分外，还要注意补充钠以恢复体力。可以喝一些淡盐水或运动饮料来补充钠离子。

控制钠盐摄入

由于钠广泛存在于食物中，几乎不必担心钠摄取不足的问题；但摄入过量的钠盐，将导致体内的钾不足，并会导致高血压。因此，平时要控制钠盐的摄取，以每日不超过6克为宜。

部分患者需控制摄入量

有充血性心力衰竭、肝硬化和高血压、心脏病等疾患的人，要限制钠的摄入量，以免病情加重。

食物来源

钠元素的食物来源表

食物种类	来　源
蔬菜	胡萝卜、土豆、甜菜、茼蒿等
调味类	食盐、酱油、小苏打、辣椒酱、豆瓣酱、豆腐乳、发酵粉等
腌制类	梅干、腌肉、咸菜、泡菜、发酵豆制品等
其他	甲壳类、鱼子、椰子、无花果、海带等

缺乏铜：影响造血及大脑发育

铜元素小档案

符号：Cu	英文名称：Cuprum
成人推荐每日摄取量：800 微克	主要存在于：动物性食物

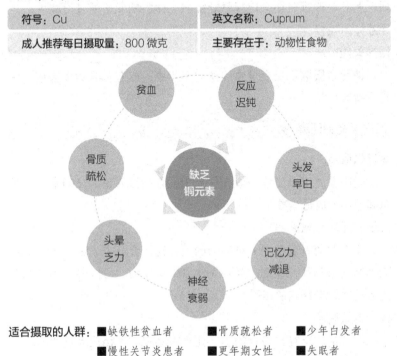

适合摄取的人群： ■缺铁性贫血者　　■骨质疏松者　　■少年白发者
　　　　　　　　　■慢性关节炎患者　■更年期女性　　■失眠者

铜的主要生理功能是催化血红蛋白合成，辅助铁元素造血。铜也是大脑神经递质的重要组成元素，有促进大脑神经系统正常工作的功能。另外，充足的铜元素可以合成氧化酶来维护心血管健康。

缺乏铜元素的危害

贫血

铁是人体造血的重要原料，但铁要想成为红细胞的一部分，必须依靠铜的帮忙。人体缺乏铜势必会影响造血，诱发贫血，出现头晕、乏力、易倦、耳鸣、眼花等。

影响大脑发育

铜是大脑神经递质的重要组成元素，摄取不足会导致神经系统失调，进而影响大脑功能，造成记忆力下降、反应迟钝、思维混乱等症状。

少年白

人体摄入铜元素不足时会导致黑色素合成障碍，黑色素不足则会造成黑发早白，即我们常说的"少年白"。

失眠或神经衰弱

体内缺乏铜会使神经系统的抑制过程失调，使神经系统处于兴奋状态而导致失眠，久而久之可发生神经衰弱。

骨质疏松

铜能维护骨骼健康，促进生长发育。如果体内缺乏铜会令骨骼改变，临床表现为骨质疏松，易发生骨折。

如何补充铜元素

每日摄取量

中国营养学会建议，成人每天铜元素的摄入量为800微克，儿童应适当减少。

摄取足够的绿叶蔬菜

很多食物中含有铜，只要平时摄取足够的绿叶蔬菜、动物肝脏及全谷类食物，就不会缺铜，不需要额外补充营养剂。

使用铜制餐具

如果平时使用的烹饪用具含铜，或使用铜质餐具，这些用具也会溶出一些铜，增加人体对铜的摄取量。但是，忌用铜制容器或锅具来保存或料理酸性食物，否则会造成食物中毒。

食物来源

铜元素的食物来源表

食物种类	来　源
动物性食物	动物肝脏、鱼类、虾类、螃蟹、蛤蜊、牡蛎等
蔬菜	香菇、大蒜、卷心菜、西蓝花等
坚果	榛子、葵花子、芝麻、西瓜子、核桃等
其他	燕麦、葡萄干、红糖、红茶、砖茶等

缺乏碘：易诱发"大脖子病"

碘元素小档案

符号：I	英文名称：Iodine
成人推荐每日摄取量：120 微克	主要存在于：海产品

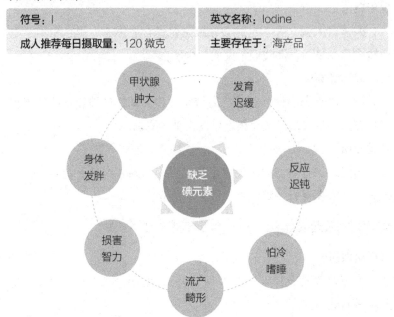

适合摄取的人群：■甲状腺肿大者　■甲状腺功能衰退者　■孕妇　■儿童及青少年　■不吃海产品的人　■低血压者

　　碘在体内含量极低，却是人体各个系统，特别是神经系统发育不可缺少的成分。碘是合成甲状腺激素必备的原料，甲状腺激素具有影响身体代谢、生长发育（特别是脑发育）的生理作用，因此碘被称为"智力元素"。

缺乏碘元素的危害

发育迟缓

　　碘具有维持细胞分化与生长的生理作用，在促进儿童身高、体重、肌肉、骨骼的增长和性发育方面具有重要作用。缺碘的儿童有可能发育迟缓，身材矮小，甚至患上侏儒症。

造成智力障碍

缺碘对人最大的危害是影响智力发育，轻则引起轻度智力低下，重则严重损伤智力，造成呆傻等残疾，甚至引发克汀病。

甲状腺肿大

缺碘会使身体内的甲状腺激素合成不足，导致促甲状腺素争夺，刺激甲状腺不断增生、肥大，形成甲状腺肿，俗称"大脖子病"。患者多表现出怕冷、嗜睡、身体发胖等症状。

胎儿发育不良

孕妇缺碘容易导致基础代谢降低、肌肉松软无力，除造成胎儿早产、流产、先天畸形儿外，更严重的是会影响胎儿大脑的正常发育。

如何补充碘元素

每日摄取量

中国营养学会建议，成人每天碘元素的摄入量为120微克，孕妇为230微克，儿童为85 ~ 110微克。

多吃海产品

海带、海鱼、贝类等富含碘，平时可适当食用。不过，这些食物的加工会造成碘的流失与破坏，所以应尽量简化烹调方式。

少吃十字花科食物

卷心菜、萝卜、菜花等十字花科蔬菜进入人体后，经过代谢会很快产生一种抗甲状腺的物质——硫氰酸，这种物质会妨碍碘的吸收。

适量食用碘盐

食用碘盐是公认的安全、有效、方便的补碘方法，不过要控制碘盐的食用量。因为碘元素摄入过多，可能会造成甲状腺功能亢进症。

食物来源

碘元素的食物来源表

食物种类	来　源
海藻类	海带、紫菜、裙带菜等
水产品	虾皮、虾米、海蜇、海参等
蔬菜	菠菜、大白菜、芹菜等
其他	鸡蛋、鹌鹑蛋、碘盐等

缺乏铁：贫血，免疫力降低

铁元素小档案

符号：Fe	英文名称：Ferrum
成人推荐每日摄取量：12毫克	主要存在于：动物性食物

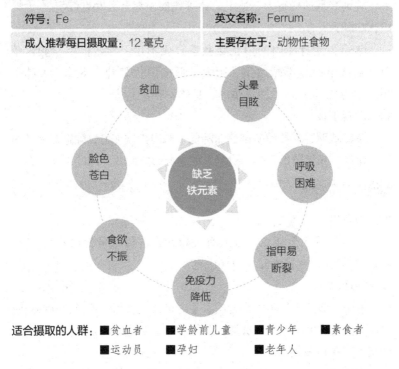

适合摄取的人群：■贫血者　■学龄前儿童　■青少年　■素食者
　　　　　　　　■运动员　■孕妇　■老年人

　　铁是制造血红蛋白、肌红蛋白的主要物质，也是组成免疫系统的原料。铁最显著的功能就是协助人体造血，所以经常被称为"创造好气色"的营养素。

缺乏铁元素的危害

贫血

　　缺铁最常见的症状就是贫血。铁元素是构成血红蛋白的重要营养素，一旦缺乏将会影响人体的正常造血功能，导致缺铁性贫血的发生。

阻碍发育

　　铁元素与人的行为和智力发育密切相关。缺铁的儿童身体耐力明显低于正常发育的同龄人，智力发育也会受到一定损害。

降低免疫力

人体缺乏铁元素就会导致淋巴细胞的生成受阻，使免疫力和抗感染能力下降，容易受到病毒和细菌的侵袭。

其他症状

人体缺铁时还会出现食欲不振、恶心、眩晕、无精打采、四肢无力、面色苍白、呼吸困难等症状。

如何补充铁元素

每日摄取量

中国营养学会建议，成年男性每天的铁摄入量为12毫克，女性为20毫克，青少年为15～18毫克，小儿适当减少。

同时摄取维生素C

维生素C有助于人体对铁的吸收，故在摄取铁的同时，也可同时摄取维生素C；而牛奶会影响人体对铁的吸收，不宜与含铁食物同时食用。

多使用铁质炊具

在烹煮酸性食物时，若使用铁锅，铁锅本身所含的铁会渗入食物中，从而增加食物的含铁量。

忌过量喝茶和咖啡

茶叶中的鞣酸和咖啡中的多酚类物质可以与铁形成难以溶解的盐类，抑制铁质吸收。因此平时要节制茶和咖啡的饮用量，尤其女性，一天1～2杯即可。

食物来源

食物中含铁的化合物分为血红素铁和非血红素铁，前者主要存在于动物性食物中，较易被人体吸收。

铁元素的食物来源表

食物种类	来源
动物性食物	动物肝脏和肾脏、动物血、猪瘦肉、牛肉、羊肉、鸡肉、牡蛎、蛤蜊等
蔬菜	菠菜、韭菜、胡萝卜、芥菜、豌豆、扁豆、小白菜、雪里蕻等
其他	芝麻、红枣、葡萄干、木耳、杏干、啤酒酵母、红糖等

缺乏锌：食欲不佳，发育不良

锌元素小档案

符号：Zn	英文名称：Zinc
成人推荐每日摄取量：12.5 毫克	主要存在于：动物性食物

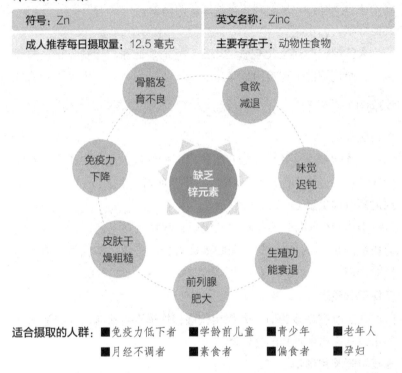

适合摄取的人群： ■免疫力低下者 ■学龄前儿童 ■青少年 ■老年人
■月经不调者 ■素食者 ■偏食者 ■孕妇

　　锌是合成蛋白质的主要物质，也是促进胶原蛋白合成的重要营养素之一；锌能帮助愈合人体内部与外部的伤口，并增强体内白细胞的战斗力，使身体发挥更强的免疫功能。此外，锌具有促进生殖器官发育的作用。

缺乏锌元素的危害

免疫力降低

　　锌是人体多种酶的催化剂，一旦缺乏则会导致人体内白细胞的活性降低，使免疫系统紊乱，降低人体抵抗力。

发育不良

　　人体细胞的分裂、生长和修复都离不开锌的参与，体内缺锌会导致儿童发育不良、身材矮小。

影响食欲

缺锌会影响舌黏膜的功能，使味觉敏感度下降，儿童会出现厌食或异食，有的还会出现异食癖。

皮肤问题

锌能促进胶原蛋白的合成。缺锌会使皮肤出现干燥、粗糙等现象，青少年还会患上类似痤疮的皮肤病，皮肤上的伤口也会久久不愈合。

生殖障碍

锌能维护生殖器官的正常发育成熟，缺锌会引发男性前列腺肥大，导致性功能降低。女性常见的经前综合征也与锌缺乏有关。

如何补充锌元素

每日摄取量

中国营养学会建议，成年男性每天锌元素的摄入量为12.5毫克，女性为7.5毫克，儿童为7毫克。

尽量吃红肉

肉类和海鲜中都富含锌，红肉中的锌含量是白肉的2倍，所以平时可多摄取牛肉等红肉。

避免吃精加工食品

食物经过精加工后，锌的含量已损失大半，因此尽量少食用精加工食品，多吃天然食物。

锌钙同补

吃富含锌元素食物的同时，再吃些含钙丰富的食物，可促进锌的吸收和利用。

食物来源

锌元素的食物来源表

食物种类	来源
动物性食物	动物肝脏、牡蛎、鲱鱼、鲜赤贝、猪瘦肉、鱼虾等
五谷类	糙米、小麦、玉米、小米、高粱等
蔬菜	萝卜、茄子、白菜、冬菇、土豆等
坚果类	葵花子、南瓜子、核桃、栗子等
其他	蛋黄、酵母、啤酒等

缺乏硒：易早衰，抗病力降低

硒元素小档案

符号：Se	英文名称：Selenium
成人推荐每日摄取量：60 微克	主要存在于：动物性食物

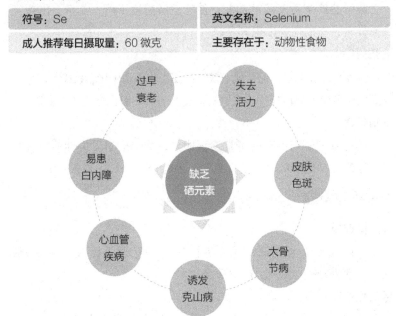

适合摄取的人群：■素食者　■更年期女性　■生活在高污染区的人
　　　　　　　　　　■不孕者　■成年男性　■心血管疾病患者　■早衰者

　　硒不仅是人体必需的微量元素，还是一种抗氧化物。它常与同为抗氧化物的维生素E相互作用，帮助延缓因氧化而引起的衰老、组织硬化；硒还能促进生长、维护视觉器官健康，并且它还具有活化免疫系统、预防癌症的功效。

缺乏硒元素的危害

早衰

　　硒有很好的抗氧化作用，能保护细胞免受自由基的伤害，帮助人体延缓衰老。体内缺乏硒时会导致人体早衰，使身体失去活力，皮肤色斑增多。

白内障

　　硒可保护视网膜，增强玻璃体的光洁度，提高视力，有防止白内障的作用，身体缺硒的话患白内障的风险会增高。

大骨节病

体内缺硒是患大骨节病的最主要病因。硒具有防止骨髓端病变，促进其修复的作用，一旦硒缺乏就会导致病变。

心脑血管疾病

硒能防止冠状动脉病变，有助于维护心脏和血管的健康。硒摄取不足的人，比较容易发生中风，严重缺乏时还会引起心脏病。

克山病

克山病的发生与人体硒含量密切相关，长期缺硒会诱发克山病。该病多发生于2～6岁的儿童，表现为胸闷、呼吸困难、心律不齐、心悸不安、下肢水肿等。

如何补充硒元素

每日摄取量

中国营养学会建议，成人每天硒元素的摄入量为60微克，哺乳期女性为78微克，小儿应适当减少。

多摄取天然食物

由于食物加工或土壤使用过度等原因，食物中的硒含量减少，所以应多摄取富含硒且未经过度加工烹调的天然食物。

与维生素同补

食物硒含量多，并不等于人对其吸收就好，多吃富含维生素A、维生素C、维生素E的食品可以促进硒的吸收。

不可过量

硒有一定的毒性，不可过量摄取，每天摄入量最多不要超过200微克，否则会造成发质干枯、脱发，或者呼吸不畅等。

食物来源

硒元素的食物来源表

食物种类	来源
动物性食物	鸡肉、牛肉、鱿鱼、牡蛎、沙丁鱼、贝类等
五谷类	糙米、大麦、燕麦等
蔬菜	扁豆、香菇、豆芽、草菇、洋葱、胡萝卜、大蒜等
其他	鸡蛋、鸭蛋、桑葚、桂圆、枸杞子等

缺乏铬：葡萄糖代谢异常

铬元素小档案

符号：Cr	英文名称：Chromium
成人推荐每日摄取量：30 微克	主要存在于：谷物及鱼类

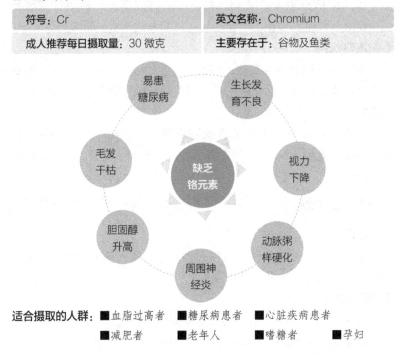

适合摄取的人群： ■血脂过高者　■糖尿病患者　■心脏疾病患者
　　　　　　　　　■减肥者　　　■老年人　　　■嗜糖者　　　■孕妇

　　铬是人体内必需的微量元素之一，在体内的含量随着年龄的增长而逐渐减少。铬最重要的生理功能是参与人体的脂肪代谢和糖代谢，并且抑制脂肪酸和胆固醇的合成，促进胰岛素的分泌，能够预防冠心病和糖尿病。

缺乏铬元素的危害

糖尿病

　　铬被称为葡萄糖耐受因子，是人体内糖代谢必需的重要物质，一旦铬缺乏则会导致糖耐量下降，出现尿糖，容易引发糖尿病。

动脉硬化

　　铬具有促进多种酶活性的作用，这些酶能够抑制体内脂肪酸和胆固醇的合成。如果摄入铬元素不足，血液中胆固醇含量必然增高，多余的胆固醇就会沉积在血管壁上，导致高血压、动脉硬化、冠心病等疾病。

影响视力

体内缺乏铬会引起眼睛晶体渗透压变化，使得晶状体变凸，眼睛屈光度增加，从而导致近视。

生长发育迟缓

铬元素主要分布在人体的骨骼、皮肤、肾上腺、大脑和肌肉中，参与人体蛋白质代谢，是核糖核酸的组成成分之一，影响氨基酸在体内的运转，缺乏时会造成发育迟缓。

如何补充铬元素

每日摄取量

中国营养学会建议，成人每天硒元素的摄入量为30微克，儿童应适当减少。

多吃粗粮、杂粮

白米及白面粉属于精制谷类，在加工过程中铬多已流失，所以补充铬应选择未经精制的五谷杂粮。

少吃甜食

高糖饮食会加快铬的排泄，导致铬随尿液流失；食品添加剂也会降低人体铬的含量。因此，平时应少吃甜食及加工食品。

食物来源

铬元素的食物来源表

食物种类	来　源
五谷类	小麦、玉米、麦芽、糙米、红豆、绿豆等
动物性食物	动物肝脏、牛肉、鸡肉、贝类、鱼类及甲壳类等
蔬菜	胡萝卜、香菇、青豆、菠菜、土豆等
水果	柑橘、苹果、香蕉、草莓等
其他	葵花子油、乳制品、啤酒、酵母、红糖等

第 4 章

不同病症，
不一样的营养补充

日常生活中，身体难免会出现这样那样的小毛病，这意味着身体正在发出警示，告诉我们体内可能缺了某些重要营养素。我们应该根据不同的病症，给予不一样的营养补充和调理。

●头脸部位

眼睛干涩——补充维生素A、C、D

眼睛干涩几乎是每个人都会遇到的问题，究其原因，大多是由于用眼过度造成的，比如长时间专注阅读，或者长期使用电脑。身体明显缺乏维生素A时，也会导致眼睛出现干涩的症状。此外，经常熬夜、睡眠不足，让眼睛无法得到充分休息，也会引起眼睛干涩。

眼睛干涩经常会导致眼睛刺痛、视力模糊或眼部疲劳，严重者甚至会引发头痛、眩晕，因此我们要加以重视。

自我检测（打"√"越多，眼睛干涩的概率越大）

☐一使用电脑就好几个小时　　☐经常持续专注地看书或手机

☐长期待在空调房里　　　　　☐长期对着电脑工作

☐经常处于干燥的环境中　　　☐每周至少两次以上的熬夜加班

☐长时间佩戴隐形眼镜　　　　☐常很晚入睡，睡眠不足

☐有其他用眼过度行为

需补充的营养素

维生素 A

维生素A可促进视杆细胞内感光色素的形成，避免夜盲症的发生；维生素A还可以预防眼睛干涩，缓解眼部疲劳。

维生素 C

维生素C是晶状体所需的营养物，当明显缺乏维生素C时，眼睛会干涩疲劳，视力也会变得模糊。

维生素 D

摄取充足的维生素D，有助于维生素A的吸收，使维生素A更好地发挥其保护视力的功效。

其他营养素

花青素、叶黄素。

营养师叮咛

使用电脑时，每隔 1 小时就让眼睛休息 5 分钟，眺望一下远处或做做眨眼动作，以滋润眼睛。工作一段时间，用温热毛巾敷眼，也可以防止眼睛干涩。

闭上眼睛，从眉心沿着眉毛走向，以一定的力度按压眼眶至太阳穴，然后在太阳穴按揉 5 秒钟。重复动作 10 ~ 20 次。这能舒缓眼睛疲劳，改善眼睛干涩症状。

润眼护目吃什么

玉米——预防眼部疾病

【有效成分】叶黄素
【推荐用量】每人每天 100 克

玉米呈金黄色是因为其含有叶黄素和玉米黄质。这两种物质都是类胡萝卜素的一种，具有抗氧化作用，可以吸收进入眼球内的有害光线，保护眼睛中的黄斑部位，预防眼部疾病。不过，只有黄色的玉米中才有叶黄素和玉米黄质，白玉米中没有。要想消除眼部疲劳、保护视力，我们平时应多吃一些黄色的玉米。

热量 （kcal）	胡萝卜素 （μg）	维生素 B$_1$ （mg）	维生素 E （mg）	烟酸 （mg）	钠 （mg）
348	100	0.21	3.89	2.5	3.3
钾 （mg）	镁 （mg）	磷 （mg）	铁 （mg）	锌 （mg）	硒 （μg）
300	96	218	2.4	1.7	3.5

* 每 100 克所含营养成分

【营养食谱推荐】

鸡蛋玉米饼

材料：鸡蛋100克，嫩玉米粒200克，植物油适量。

做法：

❶ 将嫩玉米粒洗净，倒入搅拌机中搅碎。

❷ 将鸡蛋打入搅好的玉米中，搅拌均匀。

❸ 平底锅中加适量植物油，烧至七成热时倒入玉米鸡蛋糊，两面煎熟，出锅后切成块即可。

玉米排骨汤

材料：猪排骨250克，嫩玉米100克，生姜、葱、白酒、盐各适量。

做法：

❶ 嫩玉米洗净，切成小段；葱切段，生姜切片。

❷ 猪排骨洗净，入沸水汆烫，撇去浮沫，捞出。

❸ 锅中加适量水，放入姜片、葱段和猪排骨，滴入少许白酒，用大火煮开。

❹ 转小火煲约30分钟，放入嫩玉米一同煲约15分钟，加入少许盐调味即可。

胡萝卜——保护视力、缓解干涩

【有效成分】胡萝卜素

【推荐用量】每人每天100克

　　胡萝卜中最突出的营养素是胡萝卜素，胡萝卜素被摄入人体消化器官后会转化成天然的维生素A。因此，经常用眼的人应适当多吃一些胡萝卜。胡萝卜素多存在于皮下，食用胡萝卜时尽量不要削皮，彻底清洗表皮即可。

热量 （kcal）	胡萝卜素 （μg）	维生素 A （μg）	维生素 B₁ （mg）	维生素 C （mg）	钠 （mg）
46	4010	668	0.04	16	25.1
钾 （mg）	钙 （mg）	磷 （mg）	铁 （mg）	锌 （mg）	硒 （μg）
193	32	16	0.5	0.14	2.8

* 每 100 克所含营养成分

【营养食谱推荐】

胡萝卜烧鸡蛋

材料： 胡萝卜100克，鸡蛋2个，植物油、白糖、盐各适量。

做法：

❶ 胡萝卜清洗干净，削皮，切丝；鸡蛋磕入碗中，加入白糖搅打均匀。

❷ 锅中加植物油烧热，倒入鸡蛋液，翻炒至鸡蛋凝固，盛出。

❸ 锅中加适量植物油，烧热后放入胡萝卜丝，翻炒三四分钟，倒入炒过的鸡蛋，调入少许盐，翻炒均匀即可。

羊肉胡萝卜汤

材料： 胡萝卜250克，羊肉250克，山药100克，蜜枣5颗，生姜、盐、植物油各适量。

做法：

❶ 胡萝卜、羊肉、山药洗净，切成块。

❷ 锅中倒入植物油烧热，放入生姜爆香，加入适量开水，放入胡萝卜、羊肉、山药、蜜枣，大火烧开。

❸ 转小火煲煮约2小时，加盐调味即可。

口腔溃疡——解压降火，补足营养素

口腔溃疡，又称为"口疮"，是发生在口腔黏膜上的浅表性溃疡，通常反复发作，5～7天自然痊愈。溃疡表面多是白色，米粒至黄豆大小，周围有红晕；痛感强烈，特别是受到酸、咸、辣的食物刺激时，疼痛就会加剧。口腔溃疡是日常生活中常见的症状，多是由作息颠倒、压力大、辛辣饮食或缺乏营养造成的。

自我检测（打"√"越多，口腔溃疡的概率越大）

□喜欢吃辣椒或辣味食物　　□最近常吃油炸食物

□平时很少吃新鲜蔬菜、水果　　□经常熬夜，作息不规律

□连续多天失眠　　□常感疲劳乏力

□最近心情郁闷、压力比较大　　□有便秘症状

需补充的营养素

维生素 B_1、维生素 B_2

经常口腔溃疡的人应多补充维生素B_1、维生素B_2，这两种营养素能提高皮肤伤口的复原能力，促进溃疡面的愈合。

维生素 C

维生素C有抗菌消炎的作用，还可提高人体免疫力，有助于防止伤口感染、加快伤口愈合。

锌

人体内缺锌也会导致口腔溃疡，补充足够的锌有助于修护黏膜组织，避免溃疡加重。口腔溃疡患者可以多食含锌食物，比如牡蛎、动物肝脏、瘦肉、花生、核桃等。

其他营养素

叶酸、铁。

营养师叮咛

口腔溃疡患者平常应注意保持口腔清洁，常用淡盐水漱口，生活起居有规律，并保证充足的睡眠。

注意饮食上多吃蔬菜、水果，少吃容易上火的食物及辛辣刺激性食品。

改善口腔溃疡吃什么

苦瓜——清热降火、缓解疼痛

【有效成分】维生素 C

【推荐用量】每人每天 80 克

苦瓜属于寒性食物，可以清热、去火，对口腔溃疡有很好的食疗作用。苦瓜富含维生素C，能提高身体免疫力。口腔溃疡患者可以将苦瓜切片，开水冲泡代茶饮。

热量 （kcal）	胡萝卜素 （μg）	维生素 A （μg）	维生素 B$_1$ （mg）	维生素 B$_2$ （mg）	维生素 C （mg）
22	100	17	0.03	0.03	56
维生素 E （mg）	烟酸 （mg）	钙 （mg）	镁 （mg）	铁 （mg）	锌 （mg）
0.85	0.4	14	18	0.7	0.36

* 每 100 克所含营养成分

【营养食谱推荐】

苦瓜汁

材料： 苦瓜100克，橙子1个，蜂蜜适量。

做法：

❶ 苦瓜洗净，去子，切成小丁；橙子去皮，切成小块。

❷ 将准备好的苦瓜丁和橙子放入榨汁机中，加适量凉开水，启动榨汁机，搅打成蔬果汁。

❸ 将榨好的苦瓜汁倒入干净的杯子中，根据个人口味加蜂蜜，搅匀即可饮用。

苦瓜炒肉片

材料： 猪肉250克，苦瓜200克，红椒100克，植物油、水淀粉、料酒、鸡精、醋、盐各适量。

做法：

❶ 猪肉洗净，切成薄片；苦瓜去子洗净，斜切成菱形片，焯水；红椒去蒂、去子洗净，切菱形片。

❷ 植物油倒入锅中，烧至四成热时，放入猪肉片划散，断生后加红椒片、苦瓜片炒匀。

❸ 倒入料酒，加醋、鸡精和盐，用水淀粉勾芡，即成。

大白菜——补充营养、防治口腔溃疡

【有效成分】维生素 B_2、维生素 C

【推荐用量】每人每天 150 克

大白菜不仅清热去火，还含有维生素C、维生素B_1、维生素B_2及烟酸，可以促进口腔黏膜的修复，减轻疼痛。我们平时适当多吃

大白菜，在补充营养的同时还可预防口腔溃疡。不过，胃寒腹痛、
大便溏泻的人不可多食大白菜。

热量 （kcal）	胡萝卜素 （μg）	维生素 A （μg）	维生素 B₁ （mg）	维生素 B₂ （mg）	维生素 C （mg）
18	120	20	0.04	0.05	31
维生素 E （mg）	烟酸 （mg）	钙 （mg）	镁 （mg）	铁 （mg）	锌 （mg）
0.76	0.6	50	11	0.7	0.38

* 每 100 克所含营养成分

【营养食谱推荐】

炝炒白菜心

材料：大白菜心200克，葱、植物油、香油、酱油、醋、白糖、盐各
　　　　适量。

做法：

❶ 大白菜心洗净，切成丝，放少许盐腌制片刻；葱洗净，切丝。

❷ 锅中倒入植物油烧热，下葱丝煸香，放入大白菜心翻炒，再加适
　　量醋，快速翻炒至白菜心变软。

❸ 放入酱油、白糖、盐调味，出锅前淋香油即可。

虾米白菜汤

材料：白菜200克，植物油、虾米、姜片、葱段、水发香菇、酱油、
　　　　鸡精、水淀粉、香油、盐各适量。

做法：

❶ 白菜洗净，切成小片，入油锅中滑炒，捞出，沥油。

❷ 水发香菇洗净，切片；虾米泡洗干净。

❸ 锅中倒入植物油烧热，入葱段、姜片、虾米炒香；放入白菜片和
　　香菇片翻炒，再加适量清水烧沸；调入酱油、鸡精、盐烧熟入
　　味，用水淀粉勾芡，淋入香油即可。

脱发、白发——均衡饮食，避免压力过大

头发每天都会经历脱落与再生的过程，正常情况下一天会自然脱落约50根头发，同时又会长出新头发。但是生活中很多人在梳头、洗头时头发会大把大把地掉，越来越稀疏，发质干枯没有光泽，白发也悄悄冒出来，这就不正常了。

头发健康与人的营养、精神状况有密切关系，一般人体内缺乏某些营养素、压力太大等都会导致脱发或白发早生。

自我检测（打"√"越多，脱发白发的概率越大）

□工作紧张，感到压力大　　　　□容易因小事而担忧，晚上睡不着

□消化能力差、食欲不佳　　　　□经常吃高脂肪食物或甜食

□较少摄取微量元素如铁、铜　　□经常熬夜

□头发色泽较差、发质干燥　　　□很容易出现疲劳感

□每天都大量脱发，超过 100 根

需补充的营养素

B 族维生素

B族维生素有维护头发与肌肤健康的作用。经常脱发或头发早白的人应该多补充泛酸、烟酸、维生素B_6、维生素B_{12}等，这些营养素可以滋养头发，有助于促进毛发健康。

维生素 E

充分摄取维生素E能增加头皮的氧气吸收量，促进头皮血液循环，防止头发掉落、早衰，使毛发健康生长。

铁、铜

铁和铜等微量元素是合成黑色素不可或缺的原料，如果体内缺乏，会影响黑色素的合成，导致头发灰白、干枯。

生物素

生物素主要参与蛋白质与脂肪代谢，能协助细胞生长，有助于维护头发和皮肤健康。

其他营养素

蛋白质、脂肪酸、卵磷脂、碘。

营养师叮咛

每天早晚用木梳梳头，并按摩头皮，能帮助刺激头皮，促进血液循环，使头发吸收到充足的营养，从而预防脱发、白发。

生发乌发吃什么

黑芝麻——生发养发的最佳选择

【有效成分】蛋白质、脂肪酸、维生素 E

【推荐用量】每人每天 15 ～ 20 克

黑芝麻里含有蛋白质、维生素E、不饱和脂肪酸等营养成分，能为头发提供充足的营养素，有助于促进头发的健康生长，能使头发保持乌黑亮丽。因此，脱发或须发早白的人不妨多吃一些黑芝麻。

热量 （kcal）	蛋白质 （g）	脂肪 （g）	维生素 B_1 （mg）	维生素 B_2 （mg）	维生素 E （mg）
559	19.1	46.1	0.66	0.25	50.4
烟酸 （mg）	钙 （mg）	铜 （mg）	铁 （mg）	锌 （mg）	硒 （μg）
5.9	780	1.77	22.7	6.13	4.7

* 每 100 克所含营养成分

【营养食谱推荐】

黑芝麻花生豆浆

材料：黄豆50克，花生、黑芝麻各30克，冰糖适量。

做法：

❶ 将所有材料洗净，黄豆、花生放入碗中，加清水浸泡2小时。

❷ 取豆浆机，倒入泡发的黄豆、花生及黑芝麻，加适量清水，启动豆浆机，开始榨取豆浆。

❸ 待豆浆榨好后，倒入杯中，放入适量冰糖调味即可。

黑芝麻核桃粥

材料：黑芝麻15克，核桃仁30克，糙米120克，白糖适量。

做法：

❶ 将核桃仁压碎，装入碗中；糙米淘洗干净。

❷ 锅中加水，倒入洗净的糙米，大火烧开后转小火，熬煮至糙米熟软；倒入核桃仁拌匀，小火再煮10分钟至食材熟烂。

❸ 倒入黑芝麻，搅拌均匀，加入适量白糖调味，将粥盛出即可。

黑豆——帮助头发乌黑亮丽

【有效成分】B 族维生素、维生素 E

【推荐用量】每人每天 50 克

　　黑豆富含蛋白质、维生素B_1、维生素B_2及维生素E，有养颜活血、乌发润发的功效，有助于减少头发枯黄及变白。每天吃上一碗黑豆粥或是饮一杯豆浆，会使头发乌黑亮丽。经常食用煮黑豆，对脂溢性脱发、产后脱发等也有疗效。

热量 （kcal）	蛋白质 （g）	脂肪 （g）	维生素 B$_1$ （mg）	维生素 B$_2$ （mg）	维生素 E （mg）
401	36	15.9	0.2	0.33	17.36
烟酸 （mg）	钙 （mg）	铜 （mg）	铁 （mg）	锌 （mg）	硒 （μg）
2.0	224	1.56	7	4.18	6.79

* 每 100 克所含营养成分

【营养食谱推荐】

黑豆红枣粥

材料：黑豆、大米各50克，红枣6颗，白糖适量。

做法：

❶ 黑豆洗净，清水泡4～6小时；红枣洗净，去核；大米洗净，清水泡30分钟。

❷ 锅中加适量清水，放入黑豆、大米和红枣，大火煮沸后转小火熬煮。

❸ 待米烂豆熟时，放入少许白糖调味即可。

黑豆牛肉汤

材料：牛肉300克，黑豆200克，生姜、盐各适量。

做法：

❶ 黑豆洗净，用清水浸泡1小时；生姜洗净，切成片。

❷ 牛肉洗净，切成大块，放入沸水锅中汆烫，捞起。

❸ 锅中放入黑豆、牛肉块、姜片，加清水以大火煮沸，改小火慢炖50分钟，加盐调味即可。

耳鸣——多吃含铁、锌的食物

耳鸣是听觉功能紊乱而产生的一种症状。耳鸣患者自觉一侧或两侧耳内有各种不同的声音或响声，如蝉鸣、号角声、涨潮声、马蹄声等，在安静的环境中感觉更为明显。耳鸣有时会伴有听力下降、头晕等症状，给生活、工作和休息带来极大的困扰。

产生耳鸣的原因很多，比如噪声刺激、病毒、高血压、糖尿病、贫血等；另外，过度疲劳、睡眠不足、过于紧张也可能会出现耳鸣的症状。专家指出，合理补充营养、正确调理饮食，可以预防和减轻令人心烦的耳鸣。

自我检测（打"√"越多，耳鸣的概率越大）

□长期工作在噪声很大的环境 　　□患有高血压、糖尿病等

□外耳或中耳有异物或炎症 　　□患有贫血、颈椎疾病

□精神压力大，焦躁不安 　　□最近有病毒性感冒

□经常过度疲劳，心情郁闷 　　□很少吃含铁、锌的食物

需补充的营养素

铁

缺铁易使红细胞变硬，运输氧的能力降低，耳部养分供给不足，可使听觉细胞功能受损，导致听力出现问题。因此，多吃含铁丰富的食物能有效预防和减轻耳鸣。

锌

耳蜗内锌的含量大大高于其他器官，专家指出，体内缺乏锌元素是导致包括耳鸣在内的内耳疾病的起因之一。因此，要维持耳蜗的正常功能，锌是不能缺少的。

维生素 B_{12}

维生素 B_{12} 是维护神经系统的重要物质，体内缺乏维生素 B_{12} 会引

起多种神经系统功能障碍，包括记忆力减退、反应迟钝、听力下降等。

其他营养素

维生素A、维生素E、镁、锌。

营养师叮咛

内耳对供血障碍最敏感，当内耳出现血液循环障碍时，会导致听神经营养缺乏，从而产生耳聋。因此平时应限制脂肪的摄入，以免血脂过高，血液黏稠度增加。

耳鸣患者可随时做耳部按摩，方法是用食指和拇指按揉耳朵，从耳尖往下一直到耳垂，耳朵发红时停止按摩。这可以促进血液循环，缓解耳压，减轻耳鸣。

减轻耳鸣吃什么

紫菜——补充营养、预防耳鸣

【有效成分】铁、维生素 A、维生素 E

【推荐用量】每人每天 15 克

紫菜营养丰富，口味鲜美，有"营养宝库"之称，其含有丰富的维生素A、维生素E，以及钙、镁、铁、锌等矿物质。常吃紫菜能使耳部养分供给更为充足，从而有效预防和缓解因供血、营养不足导致的耳鸣。紫菜易溶于水，非常适于做汤，不过需要注意的是，消化功能不好、容易腹胀的人要少食紫菜。

热量 （kcal）	蛋白质 （g）	脂肪 （g）	维生素 A （μg）	维生素 B$_1$ （mg）	维生素 B$_2$ （mg）
250	26.7	1.1	228	0.27	1.02
维生素 E （mg）	烟酸 （mg）	钙 （mg）	镁 （mg）	铁 （mg）	锌 （mg）
1.82	7.3	264	105	54.9	2.47

* 每 100 克所含营养成分

【营养食谱推荐】

紫菜包饭

材料：糯米300克，鸡蛋1个，紫菜1张，火腿、黄瓜、植物油、沙拉酱、米醋各适量。

做法：

❶ 黄瓜洗净，切条，加米醋腌制30分钟；糯米洗净，上锅蒸熟，倒入适量米醋，拌匀放凉；鸡蛋打散；火腿切条。

❷ 锅中放少量植物油，将鸡蛋摊成饼，切丝。

❸ 将糯米平铺在紫菜上，摆上黄瓜条、火腿条、鸡蛋丝，再加入沙拉酱，卷起，切成1厘米厚片即可。

紫菜虾皮蛋汤

材料：紫菜12克，虾皮8克，鸡蛋1个，南瓜15克，植物油、姜末、葱花、香油、盐各适量。

做法：

❶ 将紫菜用水稍泡，撕碎；虾皮洗净；鸡蛋打入盛器内搅匀；南瓜去皮、子，洗净，切丝。

❷ 锅置于火上，加植物油烧热，入姜末炝锅，下入虾皮略炒，加清水适量，煮沸后淋入鸡蛋液。

❸ 放入紫菜、南瓜丝煮熟，加少许盐调味，淋上香油，撒上葱花即可。

牡蛎——维护耳蜗正常功能

【有效成分】B 族维生素、锌、维生素 A

【推荐用量】每人每天 2 ～ 3 个

牡蛎有"海洋牛奶"的美誉，含有丰富的维生素B_{12}、锌，经常食用不仅能保护耳神经，还可以维护耳蜗的正常功能。牡蛎中的镁元素也可以保护耳蜗内的神经细胞，减少噪声对耳朵的伤害。因此，耳鸣患者不妨适当吃一些牡蛎。

热量 （kcal）	蛋白质 （g）	脂肪 （g）	维生素 A （μg）	维生素 B₁ （mg）	维生素 B₂ （mg）
73	5.3	2.1	27	0.01	0.13
维生素 E （mg）	烟酸 （mg）	钙 （mg）	镁 （mg）	铁 （mg）	锌 （mg）
0.81	1.4	131	65	7.1	9.39

* 每 100 克所含营养成分

【营养食谱推荐】

牡蛎虾皮粥

材料：大米200克，牡蛎肉100克，猪肉50克，橄榄菜20克，虾皮10克，葱花、胡椒粉、植物油、料酒、酱油、盐各适量。

做法：

❶ 大米洗净；牡蛎肉处理干净，沥干水分；猪肉剁馅，加植物油、料酒、酱油煸炒至变色。

❷ 锅中加适量清水，倒入大米，大火煮沸后改小火煮至八成熟，倒入牡蛎肉、猪肉馅、虾皮、橄榄菜搅拌均匀，继续煮10分钟。

❸ 等所有食材煮熟，加少许盐、胡椒粉调味，撒上葱花即可。

牡蛎海带汤

材料：鲜牡蛎肉280克，海带60克，高汤300毫升，植物油、葱花、姜末、黄酒、五香粉、盐各适量。

做法：

❶ 海带洗干净，切成细丝。

❷ 鲜牡蛎肉洗净，用热水泡发后，去杂质洗净放碗中，上锅蒸熟。

❸ 锅内放植物油烧热，下葱花、姜末煸出香味，烹入黄酒，加高汤、五香粉，倒入牡蛎肉和海带，煮一段时间，加盐调味即成。

头痛——锌、镁舒缓紧绷的神经

头痛是一种常见的自觉症状，青少年或工作压力较大的人群容易出现，通常伴有头晕、失眠等。头痛相当难缠，可能突然出现，又突然消失，想治疗却病因不明。

头痛的原因多半来自于外在压力、疾病、风寒等导致的血管充血，膨胀的血管压迫周遭神经而引起头部疼痛。除去头颅伤害、颈椎受伤、鼻窦炎、高血压等造成的头痛，要摆脱普遍头痛，需要从日常生活中做起。

自我检测（打"√"越多，头痛的概率越大）

□ 常吹风或受到风寒 　　　　□ 经常承受较大的压力

□ 常处于愤怒、紧张的情绪 　　□ 长期过量地饮用咖啡

□ 经常吃高脂肪食物 　　　　　□ 喜好吃甜食

□ 经常过量饮酒 　　　　　　　□ 经常焦虑、失眠或睡眠不足

需补充的营养素

B族维生素

B族维生素有助于维持神经系统的安定，帮助大脑血液循环，减少头痛发作的次数。发表于《欧洲神经病学期刊》上的研究曾指出，补充维生素B_2有助于预防偏头痛。

镁

镁有助于放松神经细胞，能够帮助舒缓紧张的神经，预防头痛。研究发现，大多数偏头痛患者体内镁元素的含量过低。

ω-3脂肪酸

美国匹斯堡大学的研究人员发现，血液中ω-3脂肪酸含量低的人往往比较容易情绪紧张，诱发偏头痛。有学者还认为ω-3脂肪酸可阻

断神经传导路径，增加5-羟色胺的释放，缓解偏头痛。

其他营养素

维生素E、卵磷脂、钾。

营养师叮咛

减少进食巧克力、乳酪、酒、咖啡等易诱发头痛的食物，而且饮食要清淡，忌辛辣、生冷食物。

患者出现疼痛时，应保持环境安静，注意休息，保证一定的睡眠时间。

头痛发作时，可以找个干净毛巾，用热水浸泡之后拧干，敷在后颈发际处。这可以促进血液循环，迅速缓解头痛。

舒缓脑神经吃什么

香菇——维持脑神经的安定

【有效成分】维生素 B_2、烟酸、镁

【推荐用量】每人每天 20 ～ 40 克

香菇被称为"百菇之王"，含有丰富的维生素及矿物质，其维生素B_2、烟酸的含量很高，有助于安定神经、稳定情绪，能有效预防和缓解偏头痛。香菇还富含镁元素，能帮助缓和紧张的脑部神经，驱除头痛症状。

热量 （kcal）	蛋白质 （g）	脂肪 （g）	维生素 A （μg）	维生素 B_1 （mg）	维生素 B_2 （mg）
274	20	1.2	3	0.19	1.26
烟酸 （mg）	维生素 C （mg）	钾 （mg）	钙 （mg）	镁 （mg）	铁 （mg）
20.5	5.0	464	83	147	10.5

*每100克（干品）所含营养成分

【营养食谱推荐】

香菇炒肉

材料： 鲜香菇100克，猪瘦肉150克，植物油、葱、料酒、酱油、盐各适量。

做法：

❶ 鲜香菇洗净，去蒂，切丝；葱洗净，切成葱花。

❷ 猪瘦肉切块，用盐、料酒和酱油腌制片刻。

❸ 锅置于火上，倒入植物油，先将葱花炒香，再把猪瘦肉放入锅中炒至颜色泛白，放入香菇快速翻炒，炒至香菇完全熟透，加盐调味即可。

香菇鸡肉羹

材料： 干香菇20克，鸡脯肉50克，大米100克，葱、料酒、淀粉、胡椒粉、盐各适量。

做法：

❶ 鸡脯肉洗净，切成小粒，用料酒、淀粉腌10分钟。

❷ 干香菇泡发，洗净，切成粒状；大米淘洗干净；葱洗净，切碎。

❸ 砂锅置于火上，加入适量清水，下入大米，大火煮沸后，放入香菇、葱、鸡脯肉，转小火熬煮至粥黏稠，加入胡椒粉、盐调味即可。

三文鱼——滋养脑部神经系统

【有效成分】ω-3 脂肪酸、烟酸

【推荐用量】每人每天 80 ～ 100 克

三文鱼富含蛋白质和不饱和脂肪酸，还含有丰富的B族维生素、维生素A及钾、镁等矿物质。B族维生素可以缓解疲劳，改善因压力引起的头痛。三文鱼中的 ω-3 脂肪酸含量相当丰富，对脑部神经系统健康非常有益，适当食用可以滋养脑部，有效缓解头痛。

热量 （kcal）	蛋白质 （g）	脂肪 （g）	维生素 A （μg）	维生素 B_1 （mg）	维生素 B_2 （mg）
133	22.3	4.1	63	0.11	0.14
烟酸 （mg）	维生素 E （mg）	钾 （mg）	钙 （mg）	镁 （mg）	铁 （mg）
8.8	2.3	390	15	36	0.4

* 每 100 克所含营养成分

【营养食谱推荐】

清蒸三文鱼

材料：三文鱼50克，青甜椒1个，葱、生姜、番茄酱各适量。

做法：

❶ 将三文鱼处理干净后洗好，切小块，用刀划十字花刀，摆入盘中。

❷ 青甜椒洗净，切细丝；葱、生姜洗干净，分别切成丝。

❸ 将三文鱼放入蒸锅中，加入青甜椒丝、葱丝、姜丝，用中火蒸至鱼快熟时，淋上番茄酱，继续蒸至鱼熟即可。

三文鱼豆腐汤

材料：三文鱼150克，豆腐200克，油菜50克，姜片、葱花、植物油、水淀粉、鸡精、胡椒粉、盐各适量。

做法：

❶ 三文鱼洗净，切成片，加盐、鸡精、水淀粉、植物油拌匀腌制。

❷ 油菜洗净，切成小段；豆腐洗净，切成小方块。

❸ 锅中注水烧开，倒入植物油、盐、鸡精、豆腐块搅匀，放入胡椒粉、姜片、油菜、三文鱼，煮至入味，撒上葱花即可。

●肠胃腹部

消化不良——合理饮食，保卫肠胃

消化不良是指与饮食有关的一系列胃部不适症状的总称，表现为上腹疼痛不适，可伴有胀气、餐后胀满感、嗳气、不愿进食或少进食、恶心、反胃等。消化不良可分为溃疡性消化不良和单纯功能性消化不良，大多数为后者。

功能性消化不良与胃动力不足、精神情绪变化等密切相关，有时吃生冷食物、饮食过多过油腻等也可导致消化不良。对于功能性消化不良，我们可以通过合理饮食来改善。

自我检测（打"√"越多，消化不良的概率越大）

□一日三餐进食不规律　　　□饭后常觉得腹胀、泛酸
□工作繁忙，精神压力大　　　□一吃饭就有饱胀感
□吃饭常常狼吞虎咽　　　　　□最近饮食量明显减少
□喜欢吃烧烤类食物　　　　　□入睡前喜欢吃东西
□常常进食过饱　　　　　　　□常处于焦虑、抑郁情绪中

需补充的营养素

蛋白质

人体中的消化酶具有促进食物消化、吸收和利用的作用。如果消化酶不足，食物的消化吸收就会变慢甚至被阻断，造成消化不良、胃酸过多、胃溃疡等。要保证人体中有足够的消化酶，就必须保证每天摄入足量的蛋白质，因为蛋白质参与消化酶的构成。

B族维生素

人体缺乏B族维生素会导致胃肠蠕动无力、消化液分泌不足，从而造成消化不良、便秘、口臭等。由于B族维生素全是水溶性的，且不能在体内储存，因此需要经常通过饮食进行补充。

其他营养素

有机酸、蛋白酶。

营养师叮咛

　　胃动力不足时，消化能力就会减弱，食物要选择细软易于吸收的，来减少肠胃负担，同时烹调方式最好选择蒸、煮、炖。

　　咀嚼食物越充分，分泌的唾液也越多，越能促进食物消化，并且食物进入肠胃后对胃黏膜也有保护作用。

　　消化不良与情绪、心态密切相关，因此平时要保持精神愉快和情绪稳定，避免紧张、焦虑、恼怒等不良情绪的刺激；同时注意劳逸结合，防止过度疲劳。

开胃助消化吃什么

山楂——开胃消食的"胭脂果"

【有效成分】有机酸、脂肪酶

【推荐用量】每人每天 30 ～ 50 克

　　山楂，又叫山里红、胭脂果，吃起来酸酸甜甜，有开胃消食的功效。山楂含有山楂酸等多种有机酸，可以增强胃酸的浓度，提高胃蛋白酶活性，促进蛋白质的消化；山楂还有脂肪酶，能促进脂肪的消化，因此可有效地促进肉类食物的分解、消化。不过，山楂不适合空腹吃，最好在饭后吃，并且肠胃不好的人不宜多吃。

热量 （kcal）	蛋白质 （g）	脂肪 （g）	维生素 A （μg）	维生素 B$_1$ （mg）	维生素 B$_2$ （mg）
102	0.5	0.6	17	0.02	0.02
烟酸 （mg）	维生素 C （mg）	钾 （mg）	钙 （mg）	镁 （mg）	铁 （mg）
0.4	53	299	52	24	0.9

* 每 100 克所含营养成分

【营养食谱推荐】

山楂木耳粥

材料： 鲜山楂20克，木耳5克，大米50克，白糖适量。

做法：

❶ 将木耳泡发，洗净，切丝；大米淘洗干净，清水浸泡2小时；鲜山楂洗净，去核，切碎。

❷ 锅置于火上，倒入适量水，把木耳丝倒进去，中火煮开，放入大米，大火烧开后改小火煮20分钟。

❸ 倒入切好的山楂碎，煮至大米熟烂后，调入少许白糖调味即可。

山楂排骨汤

材料：猪排骨150克，鲜山楂50克，清汤、生姜、大葱、料酒、盐各适量。

做法：

❶ 鲜山楂用清水洗净，去核；生姜、大葱分别洗净，切成姜片、葱段。

❷ 猪排骨用清水洗净后斩块，入沸水锅汆去血水，捞出沥水。

❸ 锅置于火上，倒入清汤，放入葱段、姜片、料酒，烧开后下入猪排骨、山楂，大火煮沸后转小火煲2小时，加入少许盐调味即可。

菠萝——提高消化、吸收功能

【有效成分】有机酸、脂肪酶
【推荐用量】每人每天 50 ~ 100 克

　　菠萝又名凤梨，含有多糖、有机酸、维生素及多种矿物质，营养十分全面。菠萝的诱人香味来自于其成分中的乙酸正丁酯，这种物质具有刺激唾液分泌及促进食欲的功效。菠萝含有特殊蛋白酶，可以在胃内帮助分解蛋白质，补充胃液的不足，提高胃对食物的消化、吸收功能，减轻消化不良的症状。

热量 （kcal）	蛋白质 （g）	脂肪 （g）	维生素 A （μg）	维生素 B₁ （mg）	维生素 B₂ （mg）
44	0.5	0.1	3	0.04	0.02
烟酸 （mg）	维生素 C （mg）	钾 （mg）	钙 （mg）	磷 （mg）	铁 （mg）
0.2	18	113	12	9	0.6

* 每 100 克所含营养成分

【营养食谱推荐】

菠萝豆腐

材料：豆腐300克，菠萝肉100克，番茄酱、淀粉、植物油、香油、醋、白糖、盐各适量。

做法：

❶ 豆腐焯水，切成块，沥水后拍上淀粉，入热油锅中炸成金黄色。

❷ 菠萝肉洗净，用淡盐水浸泡，切成小块。

❸ 锅内加植物油烧热，倒入番茄酱炒出红油，加入盐、白糖、清水烧沸，用水淀粉勾芡，淋香油、醋，放入豆腐块、菠萝块炒匀即可。

菠萝苦瓜汤

材料：菠萝200克，苦瓜50克，排骨250克，料酒、盐各适量。

做法：

❶ 菠萝去皮，洗净，去硬心，切块；苦瓜洗净，去子，切块；排骨洗净，切块，入沸水中汆去血水，捞出沥水。

❷ 锅置于火上，加入适量清水烧热，放入排骨块、料酒，大火炖煮20分钟左右。

❸ 放入菠萝块、苦瓜块，继续炖煮30分钟，最后加盐煮至入味即可。

木瓜——减轻肠胃负担

【有效成分】木瓜蛋白酶、维生素 A

【推荐用量】每人每天 60 ～ 80 克

　　木瓜又叫番木瓜，是一种低热量、低脂肪、高纤维的健康水果。和其他水果相比，它的营养成分主要是木瓜蛋白酶和维生素A。木瓜蛋白酶能分解肉类中的蛋白质，使肉变软、变嫩，可以促进人体对蛋白质的消化吸收，减轻肠胃负担。因此，经常消化不良的人，不妨饭后吃一两块木瓜。

热量 （kcal）	蛋白质 （g）	脂肪 （g）	维生素 A （μg）	维生素 B$_1$ （mg）	维生素 B$_2$ （mg）
29	0.4	0.1	145	0.01	0.02
烟酸 （mg）	维生素 C （mg）	钾 （mg）	钙 （mg）	磷 （mg）	铁 （mg）
0.3	43	18	17	12	0.2

* 每 100 克所含营养成分

【营养食谱推荐】

木瓜排骨汤

材料：鲜木瓜半个，花生150克，猪排骨500克，红枣8颗，姜片、料酒、盐各适量。

做法：

❶ 鲜木瓜去皮和子，洗净切厚片；花生用清水浸泡30分钟；红枣去核，洗净。

❷ 猪排骨洗净，剁成小块，入沸水，加入料酒，汆去血水，捞出。

❸ 砂锅置于火上，放入木瓜、花生、猪排骨、红枣和姜片，加清水适量，用大火煮沸后，再改用小火炖3小时，加入盐调味即可。

木瓜炖牛奶

材料：木瓜200克，鸡蛋1个，牛奶适量。

做法：

❶ 木瓜洗净，去皮和子，切成小块放在炖盅里备用。

❷ 鸡蛋取蛋清，打发至起泡，加入牛奶，继续打发。

❸ 把打发好的牛奶蛋清缓缓倒入装木瓜的炖盅里，将炖盅放入蒸锅内，大火烧开后改用中小火，蒸15分钟即可。

腹泻——提高肠道免疫力

腹泻，俗称"拉肚子"，是一种常见的消化系统疾病，主要表现为排便次数频繁、排便稀薄，伴有腹胀、反胃、腹鸣、腹痛等症状。

腹泻分急性和慢性两种，多由饮食不当造成，比如吃了不洁净、腐败变质的食物，或者食用生冷食物导致肠胃功能紊乱，以及食物过敏或中毒等。此外，持续压力过大常会导致免疫力低下，使消化系统受损，导致腹泻。

单纯的饮食不洁等问题引起的腹泻一般可以自我调理，如果是因食物中毒等引起的，或者症状严重者则应及时就医。

自我检测（打"√"越多，腹泻的概率越大）

☐吃了凉性生冷食物　　　　☐平时压力过大

☐喜欢喝冷饮或吃冰激凌　　☐比较悲观或忧郁

☐吃食物不知道节制　　　　☐自身体质比较虚弱

☐吃了过多油腻的食物　　　☐不注意保暖，肚子受凉

☐经常暴食暴饮

需补充的营养素

维生素 E

经常腹泻说明消化系统的免疫力较低，一旦遇到病毒很容易导致感染而引起腹泻。这时不妨多摄取维生素E，以增强消化系统的健康。

乳酸菌

乳酸菌是一种能改善肠道内环境的益生菌，它能抑制肠内腐败菌生长繁殖，减少毒素对肠道的侵害，进而提升肠道免疫力，预防和改善腹泻。

其他营养素

蛋白质、维生素C、淀粉、大蒜素。

膳食应提供充分的热量及蛋白质，以增强身体抗病能力，要以软烂、易消化为主，可选择鱼肉、去皮鸡肉、豆腐、鸡蛋等，烹调方式以蒸、煮、炒为主。

腹泻期间不宜食用高膳食纤维食物，如糙米、燕麦、高粱米等，以免加重症状。芝麻、核桃、松子等富含不饱和脂肪酸，有润滑肠道的作用，也不宜食用。

腹泻会使身体流失很多水分，易导致身体严重缺水和电解质紊乱，此时应该多喝水以补充水分；也可以喝一些胡萝卜汁、苹果汁等，不仅能补充水分，还可补充维生素。

改善腹泻吃什么

山药——减缓腹泻的"食物药"

【有效成分】维生素C、淀粉

【推荐用量】每人每天80克

山药营养价值很高，含有多种维生素和矿物质，有"食物药"的美誉。山药中的淀粉酶、多酚氧化酶等成分可以改善脾胃的消化吸收功能，对脾胃虚弱、腹泻等有辅助治疗作用。不过，山药中的淀粉含量较高，故大便干燥、便秘者不宜多食。

热量 （kcal）	蛋白质 （g）	碳水化合物 （g）	膳食纤维 （g）	维生素 A （μg）	烟酸 （mg）
57	1.9	12.4	0.8	3	0.3
维生素 C （mg）	钾 （mg）	钙 （mg）	镁 （mg）	磷 （mg）	铁 （mg）
5	213	16	20	34	0.3

* 每 100 克所含营养成分

【营养食谱推荐】

薏米山药粥

材料： 山药100克，薏米、大米各30克，黑芝麻、白糖各适量。

做法：

❶ 将薏米洗净，浸泡2小时；大米洗净，浸泡30分钟；山药去皮，洗净，切丁。

❷ 锅中加适量水，放入薏米，大火烧沸，改小火熬煮至薏米熟烂。

❸ 加入大米和山药，煮至山药、米粒熟烂，加少许白糖调味，撒上黑芝麻即可。

咸蛋黄山药条

材料： 山药500克，咸鸭蛋黄100克，鸡蛋1个，香葱、花生油、盐各适量。

做法：

❶ 香葱切末，咸鸭蛋黄剁成蓉，鸡蛋打入碗中搅匀。

❷ 山药去皮，切长条，下入开水锅焯烫，捞出，沥干水分。

❸ 山药条裹匀鸡蛋液，下入热油锅炸至金黄，捞出，沥油。

❹ 锅内留花生油烧热，下入咸鸭蛋黄炒至起沫，加入山药条、盐、香葱炒匀，出锅即可。

大蒜——防治细菌性腹泻

【有效成分】大蒜素、维生素 C

【推荐用量】每人每天 10 克

大蒜是天然的抗生素，能有效预防和治疗细菌性腹泻。这是因为大蒜中含有一种特殊的物质——大蒜素。大蒜素是一种硫化物，也是大蒜独特气味的来源，具有很强的杀菌排毒、抗氧化作用，可以杀死一些有害的细菌；大蒜素还能促进维生素B_1的吸收，帮助蛋白质消化，避免消化不良性腹泻。

热量 （kcal）	蛋白质 （g）	碳水化合物 （g）	膳食纤维 （g）	维生素 A （μg）	烟酸 （mg）
128	4.5	27.6	1.1	5	0.6
维生素 C （mg）	钾 （mg）	钙 （mg）	镁 （mg）	磷 （mg）	铁 （mg）
7	302	39	21	117	1.2

* 每 100 克所含营养成分

【营养食谱推荐】

大蒜粥

材料：大蒜2瓣，红豆30克，大米50克。

做法：

❶ 大米淘洗干净，清水浸泡2小时；大蒜剥皮，洗净；红豆洗净，浸泡4小时。

❷ 锅置于火上，加适量清水，放入红豆与浸泡红豆的水，大火烧沸后，改小火慢煮，煮至红豆快熟。

❸ 放入大米继续煮，再次烧沸时，放入大蒜，煮至豆、米皆熟即可。

花生大蒜排骨汤

材料：排骨200克，花生200克，大蒜50克，大葱、生姜、植物油、盐各适量。

做法：

❶ 花生、大蒜均去皮，洗净；大葱洗净，切成段；生姜洗净，切成丝。

❷ 排骨洗净，剁成小块，放入沸水中汆烫，捞出沥水。

❸ 锅置于火上，加植物油烧热，放入姜丝煸香，加适量清水，放入排骨、花生、大蒜和葱段，大火烧开后转小火炖2小时，最后加盐调味即可。

便秘——膳食纤维来帮忙

在生活节奏不断加快的今天，越来越多的人容易发生便秘。便秘主要表现为排便困难，大便干结，数天甚至1周才排便一次。有的便秘患者还伴有口臭、消化不良、胀气、下腹不适等症状。

便秘的主要原因是饮食过于精细、蔬果和水分摄入不足。不良的饮食习惯，如常吃辛辣食物、常吃夜宵及缺乏运动，也会导致便秘。另外，过度劳累、精神紧张会抑制肠蠕动和消化液分泌，导致消化不良，引起便秘。若想摆脱便秘，我们一定要注意饮食调节。

自我检测（打"√"越多，便秘的概率越大）

☐ 喜欢吃比较油腻的食物　　　　　☐ 晚餐时间通常在 8 点以后

☐ 很少吃蔬菜、水果　　　　　　　☐ 有吃夜宵的习惯

☐ 很少吃五谷杂粮　　　　　　　　☐ 常久坐不动，很少进行运动

☐ 喜欢吃精制的食品　　　　　　　☐ 经常过度劳累、精神紧张

☐ 每天喝水量比较少

需补充的营养素

膳食纤维

膳食纤维进入胃肠后能吸收水分，刺激胃肠蠕动，并将粪便软化，有润肠通便的作用。便秘的人平时应多摄取富含膳食纤维的食物，如蔬菜、水果及荞麦、燕麦、糙米等五谷杂粮，以促进粪便排出。

乳酸菌

乳酸菌能改善肠道菌群的组成，增加肠道有益菌，维持肠胃正常蠕动，帮助清除肠道垃圾，预防便秘。

其他营养素

有机酸、消化酶。

营养师叮咛

　　除了多吃蔬菜、水果，容易便秘的人还要多喝水，每日至少饮水1200毫升，尤其早上起床后喝一杯温开水或蜂蜜水，可以有效预防便秘。

　　为了防止便秘，我们应养成良好的排便习惯，每天清晨排便一次，即使无便意，也可稍等，以形成条件反射。

　　便秘的人平时多散步、做仰卧起坐等运动，能增强肠胃的蠕动能力，有助于排便顺畅，缓解便秘症状。

润肠通便吃什么

燕麦——促排便的"粗粮之王"

【有效成分】膳食纤维
【推荐用量】每人每天 50 克

　　燕麦是一种低糖食物，被称为"粗粮之王"，其营养成分与其他主要粮食相比各项含量均名列前茅。燕麦中富含膳食纤维，经常食用可以促进排便，缓解习惯性便秘引起的排便困难。燕麦煮食能较好地保留营养成分，并且口感也较好；不过一次不宜吃太多，否则会造成胃痉挛或是胀气。

热量 （kcal）	蛋白质 （g）	脂肪 （g）	碳水化合物 （g）	膳食纤维 （g）	维生素 B_1 （mg）
377	15	6.7	66.9	5.3	0.3

维生素 B_2 （mg）	维生素 E （mg）	钙 （mg）	镁 （mg）	磷 （mg）	铁 （mg）
0.13	3.07	186	177	291	7

*每 100 克（速食品）所含营养成分

【营养食谱推荐】

燕麦小米豆浆

材料： 黄豆50克，燕麦、小米各30克，蜂蜜适量。

做法：

❶ 将黄豆、小米用清水泡软，捞出、洗净；燕麦洗净，备用。

❷ 将黄豆、燕麦、小米放入豆浆机中，加适量清水，启动豆浆机，搅打成燕麦小米豆浆。

❸ 将豆浆倒入杯中，放至温热，加少许蜂蜜调味即可。

燕麦卷心菜粥

材料：燕麦50克，大米100克，卷心菜60克，葱花、香油、盐各适量。

做法：

❶ 燕麦、大米洗净，用清水浸泡30分钟；卷心菜洗净，切碎。

❷ 锅置于火上，加适量清水烧开，放大米、燕麦，大火烧开后转小火熬煮成粥。

❸ 待粥煮好后，放入卷心菜煮至断生，加少许盐调味，淋上香油，撒上葱花即可。

红薯——加速粪便排出

【有效成分】膳食纤维

【推荐用量】每人每天 150 克

　　红薯又被称为番薯、甘薯，具有润肠通便的功效。这是因为红薯中的膳食纤维在肠道内能够吸收大量的水分，增大粪便的体积，有利于粪便及时排出体外。营养学家指出，经常吃红薯能够治便秘，尤其对老年性便秘有较好的疗效；还能减少大肠癌的发生。需要注意的是，红薯一定要煮熟了吃，且一次不宜吃太多，以免引起腹胀、打嗝或烧心。

热量 （kcal）	蛋白质 （g）	碳水化合物 （g）	膳食纤维 （g）	维生素 A （μg）	维生素 C （mg）
102	1.1	24.7	1.6	125	26
维生素 E （mg）	钾 （mg）	钙 （mg）	镁 （mg）	磷 （mg）	铁 （mg）
0.28	130	23	12	39	0.5

* 每 100 克所含营养成分

【营养食谱推荐】

芝麻红薯泥

材料： 红薯500克，芝麻20克，植物油、白糖、冰糖各适量。

做法：

❶ 红薯洗净，去皮，切成小块，放入锅里隔水蒸熟，稍凉时压成泥。

❷ 芝麻炒香，盛出碾碎；冰糖砸碎，将芝麻和冰糖拌匀。

❸ 锅中加植物油烧热，放入红薯泥反复翻炒，炒干后放白糖，再加一些植物油，炒成红薯沙时撒上芝麻冰糖渣即成。

蜜烧红薯

材料： 红薯500克，红枣、蜂蜜各100克，植物油、冰糖各适量。

做法：

❶ 将红薯洗净，去皮，切成粗条；将红枣洗净，去核，切碎末。

❷ 锅置于火上，倒植物油烧热，放入红薯炸熟，捞出，沥油。

❸ 锅置于火上，加入少许清水，放入冰糖煮至溶化，倒入蜂蜜搅匀，再加入红枣、红薯条，继续煮5分钟即可。

苹果——刺激肠道，促进排便

【有效成分】果胶、有机酸

【推荐用量】每人每天 200 克

苹果中含有丰富的果胶，果胶是一种水溶性纤维，有很强的吸水能力，能吸收相当于纤维本身重量30倍的水分；被食用后在肠道内会变成黏性成分，有利于润滑肠道。苹果还含有有机酸，能刺激胃液分泌、刺激肠道，有效促进排便。需要提醒的是，果胶大部分集中在苹果皮及皮附近，因此在吃苹果时最好连皮吃，以摄取更多的果胶。

热量 （kcal）	碳水化合物 （g）	膳食纤维 （g）	维生素 A （μg）	维生素 B$_1$ （mg）	维生素 B$_2$ （mg）
54	13.5	1.2	3	0.06	0.02
维生素 C （mg）	维生素 E （mg）	钾 （mg）	镁 （mg）	磷 （mg）	铁 （mg）
4	2.12	119	4	12	0.6

* 每 100 克所含营养成分

【营养食谱推荐】

苹果黄瓜沙拉

材料：苹果150克，黄瓜80克，土豆50克，圣女果4个，盐、炼奶、沙拉酱适量。

做法：

❶ 苹果洗净后去核，切成块，放入淡盐水中浸泡片刻。

❷ 黄瓜洗净，切小块，加盐腌制；土豆洗净，煮软后去皮，切成块；圣女果洗净。

❸ 将沙拉酱、炼奶充分搅拌，加入黄瓜、土豆、苹果、圣女果中充分混合，装盘即可。

芹菜苹果汁

材料：苹果100克，芹菜60克，橙子80克，蜂蜜适量。

做法：

❶ 苹果洗净，去核，切成小块；芹菜洗净，切段；橙子去皮，切成小块。

❷ 将苹果块、芹菜段、橙子块一起放入榨汁机中，倒入适量凉开水，启动榨汁机，榨成蔬果汁。

❸ 将榨好的蔬果汁倒入杯中，加入少许蜂蜜，搅拌均匀即可饮用。

痛经——与营养素的缺失有关

痛经的苦，很多女性都经历过。痛经多发生在经期或行经前后，轻则自觉下腹部轻微坠痛、腰酸、精神疲乏；重则下腹剧烈疼痛，甚至伴有头痛、恶心、呕吐、腹泻、四肢冰冷、脸色苍白等症状，严重影响了女性的生活和工作。

痛经的原因很多，除遗传、内分泌失调、受寒、心理压力大等因素外，某些营养素的缺乏也可能引起痛经。因此，当发生痛经时，女性朋友可以通过饮食来缓解症状。

自我检测（打"√"越多，痛经的概率越大）

□ 月经来潮身体虚弱，脸色苍白　　□ 平时心理压力比较大
□ 经期前后身体受到风寒侵袭　　　□ 精神容易紧张、焦虑
□ 平时爱吃生冷食物　　　　　　　□ 先天子宫发育不良
□ 月经前大量喝冷饮　　　　　　　□ 患有妇科病，比如盆腔炎
□ 月经期间剧烈运动

需补充的营养素

维生素 B_6

痛经女性应多补充维生素B_6。维生素B_6能缓解子宫收缩，并参与雌激素代谢，改善激素分泌失调，有效缓解痛经的各种不适。

钙

钙可调节子宫肌肉收缩，稳定情绪，减轻痛经症状。研究发现，每天补充1000 ~ 1600毫克的钙，有助于减缓经前不适，包括抑郁、疲倦、身体不适等症状。

镁

镁能抑制神经兴奋，影响人的情绪。体内缺乏镁，可能会使人

的情绪趋于紧张，增加紧张激素的分泌，导致痛经发生。研究表明，有45%的痛经患者体内镁含量明显低于正常人。

其他营养素

维生素E、铁、钾。

营养师叮咛

经期应该多吃一些有活血补血作用的食物，或喝一些温热的饮品，如桂圆茶、生姜茶等，这些食物可促进血液循环，缓解痛经。

经期不要喝咖啡和可乐。咖啡、可乐中含有咖啡因，可刺激神经和心血管，让人情绪紧张而加重痛经。

发生痛经时，要注意保暖，也可以在下腹部放热水袋，帮助放松腹部肌肉，温暖子宫环境，缓解痛经。

减轻痛经吃什么

红枣——促进血液循环

【有效成分】维生素E、铁、镁、钙

【推荐用量】每人每天 40 克

红枣是女性滋补身体的最佳食材之一，其含有的维生素E帮助血液循环，提高身体活力，改善生理疼痛与手脚冰凉症状。红枣还富含铁、钙、镁等矿物质，铁质可以补血；镁与钙协同作用，不仅能稳定情绪，还能帮助放松肌肉，减缓子宫痉挛，减轻痛经。

热量 （kcal）	蛋白质 （g）	脂肪 （g）	维生素 B$_1$ （mg）	维生素 B$_2$ （mg）	维生素 C （mg）
276	3.2	0.5	0.04	0.16	14
维生素 E （mg）	钙 （mg）	钾 （mg）	镁 （mg）	铁 （mg）	锌 （mg）
3.04	64	524	36	2.3	0.65

* 每 100 克（干枣）所含营养成分

【营养食谱推荐】

红枣桂圆豆浆

材料：桂圆30克，黄豆45克，红枣8颗，白糖适量。

做法：

① 黄豆用清水浸泡8小时，搓洗干净，沥干；桂圆去壳去核，洗净；红枣洗净，去核。

② 将黄豆、桂圆和红枣放入豆浆机，注入适量清水，选择"五谷"程序，启动豆浆机，制成豆浆。

③ 将豆浆过滤倒入杯中，加少许白糖调味即可。

红枣苹果粥

材料：苹果1个，红枣5颗，大米50克，白糖适量。

做法：

① 苹果去皮去核，切小块；红枣去核，洗净；大米洗净，浸泡30分钟。

② 锅置于火上，放入大米和适量清水，大火烧沸后放入红枣；再次烧沸后改小火，大米煮至七成熟再放入苹果。

③ 待粥煮熟时，放入少许白糖，搅拌均匀即可。

乌鸡——减轻痛经、预防贫血

【有效成分】B 族维生素、维生素 E、镁

【推荐用量】每人每天 150 克

乌鸡肉的营养价值很高，不仅富含蛋白质、B族维生素和矿物质等营养，并且烟酸、维生素E、镁、铁、钾的含量均高于普通鸡肉。痛经的女性经常食用乌鸡肉可以补充营养，养血补气，调节内分泌，缓解经期不适，减轻痛经，预防贫血。乌鸡肉质较普通鸡肉更为细

嫩，比较适合炖汤等，最好小火慢熬，有利于营养物质的渗出。

热量 （kcal）	蛋白质 （g）	脂肪 （g）	维生素 B_1 （mg）	维生素 B_2 （mg）	烟酸 （mg）
111	22.3	2.3	0.02	0.2	7.1
维生素 E （mg）	钙 （mg）	钾 （mg）	镁 （mg）	铁 （mg）	锌 （mg）
1.77	17	323	51	2.3	1.6

* 每 100 克所含营养成分

【营养食谱推荐】

乌鸡山药煲

材料： 乌鸡200克，鲜香菇45克，山药35克，枸杞子、葱段、姜片、盐各适量。

做法：

❶ 将乌鸡用清水洗净，斩块，放入沸水中汆烫，捞出洗净血污。

❷ 鲜香菇用清水洗净，切片；山药去皮后洗净，切块。

❸ 砂锅洗净，置于火上，加适量清水，下入葱段、姜片、乌鸡、鲜香菇、山药和枸杞子，大火烧沸后转小火煲2小时，加盐调味即可。

花生山楂乌鸡汤

材料： 乌鸡500克，花生80克，山楂干15克，姜片、鸡粉、料酒、盐各适量。

做法：

❶ 花生洗净，用清水浸泡；山楂干洗净。

❷ 将乌鸡处理干净，切成小块，入沸水锅汆去血水，撇去浮沫，捞出沥干。

❸ 砂锅中注入清水烧开，放入洗净的花生和山楂干，倒入姜片、乌鸡块，淋入料酒，炖30分钟至食材熟透，加入鸡粉、盐调味即可。

●皮肤方面

色斑、皱纹——维生素C、维生素E延缓肌肤老化

很多女性认为，脸上长色斑、皱纹是孕妇和年长女性的"专利"。实际上，色斑、皱纹的出现并不是由年龄决定的。脸部长色斑、皱纹的原因较复杂，除与年龄、遗传有关外，作息不合理、不注意防晒、化妆不当、营养摄取不均衡等都会导致皮肤失去滋润、缺乏弹性，出现色斑、皱纹等肌肤问题。

因此，要想延缓肌肤衰老、告别色斑皱纹，除了做好日常护理，还要注意饮食营养。

自我检测（打"√"越多，长色斑、皱纹的概率越大）

□经常不卸妆就上床睡觉　　□平时没有防晒的习惯

□经常眯眼睛或表情夸张　　□喜欢喝浓茶或浓咖啡

□晚上很晚入睡，睡眠不佳　　□经常食用辛辣刺激性食物

□一周至少有两天熬夜　　□长时间对着电脑、手机等

□脾气暴躁，精神压力大　　□有抽烟的不良习惯

需补充的营养素

维生素 C

维生素C是参与胶原蛋白合成的营养物质。充足的维生素C能促进胶原蛋白的合成，保持肌肤健康有弹性；也能避免肌肤氧化，有助于延缓衰老。

维生素 E

维生素E能维持肌肤的完整与健康，当人体维生素E充足时，肌肤会显得有光泽；维生素E也是很好的抗氧化剂，能有效地帮助肌肤抗衰老。

蛋白质

蛋白质是构成人体细胞的主要成分，蛋白质摄入不足会导致皮

肤的生理功能减退，使皮肤弹性降低，失去光泽，出现皱纹。

其他营养素

胶原蛋白、不饱和脂肪酸、B族维生素。

营养师叮咛

尽量少吃刺激性食物，避免过度抽烟和饮酒，这些都容易导致肌肤失去水分而过度干燥，引起皱纹的出现。

每天要保证 7 小时以上的睡眠。长期睡眠不足，会加速肌肤老化，使色斑、皱纹早生。

坚持按摩脸部也能淡化色斑。具体方法为：将两手手掌互相搓热，各自对着面颊上下左右不断按摩，直至产生舒适感。

抗皱防衰老吃什么

猪蹄——滋养肌肤的佳品

【有效成分】胶原蛋白

【推荐用量】每人每天 1 只

猪蹄是很好的美容食品，含有丰富的胶原蛋白。胶原蛋白是皮肤细胞生长的主要原料，能滋养与润泽肌肤，使皮肤饱满有光泽，白嫩细腻少皱纹。因此，女性朋友平时不妨食用一些猪蹄。另外，天然食品中含胶原蛋白的还有鸡皮、牛筋、甲鱼等。

热量 （kcal）	蛋白质 （g）	脂肪 （g）	维生素 A （µg）	维生素 B$_1$ （mg）	维生素 B$_2$ （mg）
260	22.6	18.8	3	0.05	0.1
烟酸 （mg）	维生素 E （mg）	钾 （mg）	钙 （mg）	磷 （mg）	铁 （mg）
1.5	0.01	54	33	33	1.1

* 每 100 克所含营养成分

【营养食谱推荐】

红烧猪蹄

材料：猪蹄550克，葱、姜、香油、料酒、酱油、花椒、冰糖、盐各
　　　　适量。

做法：

① 猪蹄去毛洗净，剁去爪尖，劈成两半，用水煮透后放入凉水中；
姜、葱洗净，分别切成姜片、葱段。

② 锅置于火上，加少许香油烧热，放入冰糖熬一会儿，加少许水煮
成浅红色。

③ 放入猪蹄、料酒、酱油、葱段、姜片、盐、花椒翻炒，再加入适
量水，烧开后除去浮沫，用大火烧至猪蹄上色后，转小火炖烂，
最后收浓汁即成。

猪蹄丝瓜豆腐汤

材料：猪蹄1只，丝瓜300克，豆腐200克，姜、盐各适量。

做法：

① 丝瓜去皮，洗净切块；豆腐洗净，切块；姜洗净，切片。

② 猪蹄去毛洗净，剁块，放入开水中煮10分钟，捞起用水冲净。

③ 锅置于火上，放入猪蹄、姜片，加适量水，大火煮开后改小火煮
1小时至肉熟烂，放入丝瓜、豆腐继续煮5分钟，最后加入盐调
味即可。

杏仁——有效对抗肌肤衰老

【有效成分】维生素 E、B 族维生素
【推荐用量】每人每天 10 克

　　杏仁被美国营养学界誉为"最健康的休闲坚果食品"，其含有
丰富的蛋白质和脂肪。杏仁还含多种维生素，比如维生素E、维生

素B₁、维生素B₂等。适量食用杏仁能促使肌肤的微血管扩张，帮助改善脸部肌肤的血液循环，恢复肌肤的润泽与弹性，减少色斑和皱纹的产生，有效抵抗衰老。

热量 （kcal）	蛋白质 （g）	脂肪 （g）	维生素 E （mg）	维生素 B₁ （mg）	维生素 B₂ （mg）
578	22.5	45.4	18.5	0.08	0.56
维生素 C （mg）	钾 （mg）	镁 （mg）	磷 （mg）	铁 （mg）	锌 （mg）
26	300	96	300	2.4	1.7

* 每 100 克所含营养成分

【营养食谱推荐】

杏仁炒西芹

材料：西芹300克，杏仁20克，生姜、大蒜、植物油、盐各适量。

做法：

❶ 西芹择去菜叶，洗净，斜切成段；杏仁用清水浸泡20分钟，洗净，去皮；生姜切丝，大蒜切片。

❷ 锅中加适量清水，大火烧沸，下西芹段焯水，捞出，过凉水。

❸ 炒锅置于火上，加植物油烧热，下姜丝、蒜片煸香，倒入西芹段炒至断生，放入杏仁翻炒均匀，最后加少许盐调味即可。

杏仁露

材料：杏仁200克，糯米100克，冰糖适量。

做法：

❶ 杏仁用清水浸泡10分钟，撕去外面的皮，冲洗干净；糯米淘洗干净，浸泡5小时。

❷ 将泡好的糯米、杏仁一起放入搅拌机中，加入200毫升左右的清水，低速搅拌，直至颜色变成乳白色。

❸ 将打好的杏仁露过滤，倒入汤锅中，加入适量冰糖，用小火慢慢煮，边煮边搅拌，直至冰糖溶化即可。

痤疮——排毒降火，远离油炸食品

通常皮脂腺会分泌出脂肪性的皮脂，以保持肌肤的光泽。皮脂分泌过多或排泄不畅，就会阻塞毛孔。此时，若清洁不当，灰尘、污物的粘连使毛孔堵塞，造成皮脂排出障碍，而细菌侵入皮肤，就会造成发炎，形成痤疮。

痤疮又叫青春痘，除常发生于脸部以外，也会长于胸部、背部等部位。痤疮的发生常与青少年阶段体内激素分泌不平衡有关；也往往与饮食关系密切，如摄取过多高脂肪食物或油炸食物会导致皮脂腺分泌过多油脂，引发粉刺或痤疮。

自我检测（打"√"越多，发生痤疮的概率越大）

□ 每天脸部清洁不彻底　　　　□ 常吃高脂肪食物

□ 油性皮肤，脸上泛油光　　　□ 常吃辛辣食物或甜食

□ 枕头很少换洗、晾晒　　　　□ 不喜欢吃蔬菜、水果

□ 经常熬夜，入睡很晚　　　　□ 有便秘情况

□ 出现粉刺后，常用手挤掉　　□ 常处于烦恼、郁闷情绪中

需补充的营养素

锌

锌能促进胶原蛋白的合成，帮助改善粉刺和痤疮症状。充足的锌也有助于伤口的愈合，避免皮肤受到感染而发炎。

维生素 A

维生素A有调整表皮与细胞新陈代谢的作用。充足的维生素A可以保持皮肤湿润不干燥，光滑有弹性，保护皮肤不受细菌侵害；同时还能增强皮肤细胞免疫力，有助于预防和治疗粉刺、痤疮。

其他营养素

维生素C、B族维生素、蛋白质。

营养师叮咛

痤疮患者要多吃一些新鲜的蔬菜和水果，也要多喝水，避免吃油腻、辛辣食物，少吃蛋糕、糖果等甜食。

痤疮患者多吃一些有清火排毒作用的食物，比如苦瓜、黄瓜、莲藕、冬瓜等，以清除体内毒素，使脸部肌肤洁净。

油性皮肤的人要做好面部清洁工作，在清洗时宜使用性质温和的洁面乳，避免使用洁净力过强的洁面乳，以免造成不必要的刺激。

改善痤疮吃什么

薏米——有效抑制皮脂分泌

【有效成分】B 族维生素、蛋白质、锌

【推荐用量】每人每天 50 克

薏米属于低脂肪、低热量、高膳食纤维的健康食材。经常长粉刺和痤疮的人应该多食用薏米，因为其含有丰富的蛋白质，以及B族维生素，可以抑制皮脂分泌，帮助去除脸部粉刺及促进痤疮的愈合；另外，薏米属于凉性食物，有清热、排毒、祛湿的作用，经常食用有助于改善面部痤疮。

热量 （kcal）	蛋白质 （g）	脂肪 （g）	膳食纤维 （g）	维生素 B_1 （mg）	维生素 B_2 （mg）
361	12.8	3.3	2	0.22	0.15
烟酸 （mg）	维生素 E （mg）	钾 （mg）	钙 （mg）	铁 （mg）	锌 （mg）
2	2.08	238	42	3.6	1.68

* 每 100 克所含营养成分

【营养食谱推荐】

薏米绿豆粥

材料： 薏米、绿豆各50克，大米100克，红枣8颗，白糖适量。

做法：

❶ 薏米、绿豆分别洗净，用清水浸泡3小时；大米清洗干净，用清水浸泡半小时；红枣洗净，去核。

❷ 锅中加适量清水，放入薏米、绿豆、大米、红枣，大火煮沸，转小火煮成粥。

❸ 待米烂豆熟后，加少许白糖调味即可。

莲藕薏米排骨汤

材料： 排骨300克，莲藕150克，薏米50克，葱段、姜片、料酒、味精、盐各适量。

做法：

❶ 将莲藕去皮，洗净，切成片；薏米洗净，用清水浸泡1小时。

❷ 排骨洗净，剁成块，放入清水锅中大火烧沸，余去血水，撇去浮沫，捞出沥干。

❸ 锅中加适量清水，大火烧开后放入排骨，加葱段、姜片、料酒，盖上锅盖，大火烧开，煮15分钟。

❹ 放入薏米、莲藕，大火改为小火，煮约1小时，捞出葱段、姜片，加盐、味精调味即可。

皮肤瘙痒——多食用含锰的食物

皮肤瘙痒是指没有原发皮疹但有痒感的皮肤病，可分为全身性和局限性两种。前者多见于成人，瘙痒常从一处开始，逐渐扩展到全身，常为阵发性，尤以夜间为重。局限性瘙痒常发生于身体的某一部位。

现代医学研究发现，皮肤瘙痒除与空气干燥、护理不当等外在因素有关外，体内某些营养素缺乏也是一个重要原因。

自我检测（打"√"越多，皮肤瘙痒的概率越大）

□喜欢用较热的水洗澡　　　　□不注意补充维生素

□过度清洁皮肤　　　　　　　□每天饮水较少

□所处环境较干燥　　　　　　□经常食用辛辣刺激性食物

□长期擦用激素类药膏　　　　□很少吃五谷杂粮

□压力大、心情郁闷　　　　　□过度抽烟、饮酒

需补充的营养素

锰

锰参与身体的物质代谢，可提高蛋白质在人体内的吸收利用，并能促使一些对皮肤有害的物质排泄，从而减少皮肤受到的不良刺激。锰还能促进某些维生素在人体内的代谢，这有利于皮脂代谢的正常进行，防止皮肤干燥瘙痒。

维生素 B_2、维生素 B_6

补充B族维生素可以减轻皮肤瘙痒症状，特别是补充维生素B_2和维生素B_6。它们能保护皮肤毛囊及皮脂腺，维持皮肤脂肪酸平衡，有助于维护皮肤和细胞膜的完整性。

其他营养素

维生素A、胶原蛋白、铁。

营养师叮咛

减少皮肤瘙痒的诱因，少吃辛辣刺激食物，如辣椒、花椒、芥末、浓茶、浓咖啡等，并且少喝酒、少抽烟。

干燥季节注意多饮水，以补充身体和皮肤丧失的水分，也可以使用加湿器来调节室内湿度。

皮肤瘙痒患者不宜过勤洗澡，也不要用过热的水洗澡；洗澡后可以适当涂抹保湿护肤品，防止皮肤干燥。

减轻皮肤瘙痒吃什么

麦麸——有助于维持皮肤健康

【有效成分】锰、B 族维生素、铁

【推荐用量】每人每天 20 ~ 30 克

麦麸是小麦加工时脱下的麸皮，是一种高纤维食物。麦麸中富含B族维生素、维生素A及锰、铁等营养素，经常食用有助于维持皮肤的健康，防止皮肤瘙痒。另外，麦麸中还含有丰富的铁质，有助于补血，对保持面色的红润具有重要的作用。需要注意的是，麦麸不宜过多食用，否则容易引起腹泻、腹胀。

热量 （kcal）	蛋白质 （g）	脂肪 （g）	维生素A （µg）	维生素 B_1 （mg）	维生素 B_2 （mg）
282	15.8	4	20	0.3	0.3
烟酸 （mg）	维生素E （mg）	钾 （mg）	钙 （mg）	铁 （mg）	锰 （mg）
12.5	4.47	862	206	9.9	10.8

* 每 100 克所含营养成分

【营养食谱推荐】

麦麸陈皮粥

材料：麦麸30克，陈皮6克，小米100克，白糖适量。

做法：

❶ 将麦麸、陈皮拣去杂质，晒干或烘干，研成极细末待用。

❷ 小米淘洗干净，放入砂锅，加适量水大火煮沸，改用小火煨煮30分钟。

❸ 调入麦麸、陈皮细末，搅拌均匀，继续用小火煨煮至小米熟烂，调入少许白糖，搅匀即成。

麦麸豆沙面包

材料：面粉150克，麦麸粉50克，牛奶100毫升，鸡蛋2个，豆沙馅100克，酵母3克，盐、糖粉、黄油、蛋液各适量。

做法：

❶ 将酵母融于温热的牛奶中；将面粉、麦麸粉、鸡蛋（1个）、盐、糖粉、酵母奶液混合，揉成面团，再将黄油慢慢揉进面团，揉匀，醒发。

❷ 将面团分割成小面团，分别擀成长方形后均匀铺上豆沙馅，对半折叠，把接口处捏合。

❸ 放入烤盘二次发酵，发至2倍大，在表面均匀涂上打散的鸡蛋液，放入烤箱，180℃烤18分钟左右即可。

豌豆——润泽肌肤，预防瘙痒

【有效成分】维生素A、蛋白质、B族维生素

【推荐用量】每人每天50克

豌豆中富含人体所需的各种营养成分，其含有的优质蛋白质可促进人体新陈代谢，提高抗病能力。豌豆还含有丰富的胡萝卜素，胡萝卜素可在体内转化为维生素A，维生素A对皮肤的表皮层有保护作用，可使人的皮肤柔润光泽、有弹性。因此，皮肤干燥、瘙痒者可以

适当多吃一些豌豆。豌豆吃多了容易腹胀，消化不良者不宜大量食用。

热量 （kcal）	蛋白质 （g）	脂肪 （g）	维生素 A （μg）	维生素 B₁ （mg）	维生素 B₂ （mg）
334	20.3	1.1	42	0.49	0.14
烟酸 （mg）	维生素 E （mg）	钾 （mg）	钙 （mg）	铁 （mg）	锰 （mg）
2.4	8.5	823	97	4.9	1.15

* 每 100 克（干品）所含营养成分

【营养食谱推荐】

肉末豌豆

材料：豌豆200克，五花肉300克，高汤、植物油、白糖、胡椒粉、淀粉、盐各适量。

做法：

❶ 五花肉洗净，剁成细粒；豌豆洗净，捞出沥水。

❷ 炒锅置于火上，加植物油烧热，下入五花肉粒炒散至断生，再放入豌豆煸炒1分钟。

❸ 加入高汤、胡椒粉、盐煮约5分钟至豌豆熟后，再加入白糖，用淀粉勾成稀芡汁倒入锅中，起锅盛入汤碗内即可。

豌豆萝卜炒虾

材料：虾300克，豌豆60克，泡萝卜30克，植物油、盐、料酒、酱油各适量。

做法：

❶ 虾洗净，加料酒、盐、酱油腌渍入味；豌豆洗净，入锅煮熟；泡萝卜洗净，切成小丁。

❷ 锅中加植物油烧热，放入虾炒熟，盛出。

❸ 原油锅烧热，倒入泡萝卜丁、豌豆翻炒至熟，加入虾再炒几下，装盘即可。

晒伤——维生素 E 加速肌肤修复

晒伤最常见的原因是长时间在阳光下暴晒，且没有做好防晒工作，导致皮肤受到紫外线的伤害。晒伤多发生于身体暴露部位，如面部、颈部等处，以儿童、妇女和皮肤较嫩的人为多见。

晒伤主要表现为日晒部位的皮肤出现边界鲜明的红斑、水肿或脱皮，肌肤表面有火烧般灼热的感觉；眼睛也感到刺痛，整个人极度疲倦；严重的晒伤甚至会引起头部眩晕、身体发冷、头痛或呕吐等症状。

夏季气温较高，是皮肤晒伤的高发期，因此外出时一定要防晒，并注意补充营养素，帮助对抗紫外线。

自我检测（打"√"越多，晒伤的概率越大）

□ 长时间在太阳下暴晒　　　　□ 本身皮肤比较白嫩

□ 没有擦防晒霜的习惯　　　　□ 夏季出门不喜欢打伞

□ 夏季正午经常外出　　　　　□ 不注意喝水，没有及时补充水分

□ 从事户外工作　　　　　　　□ 不注意晒后肌肤的修复护理

需补充的营养素

维生素 E

作为天然的抗氧化剂，维生素E能保护皮肤细胞免受氧化损伤，从身体内部帮助肌肤抵抗"光老化"——日光照射所引起的皮肤老化现象。

番茄红素

番茄红素是一种强抗氧化剂，能有效对抗自由基，减少紫外线对皮肤分子结构的伤害。根据英国曼彻斯特大学的研究，常吃番茄酱的人皮肤抗晒能力会比普通人高将近1/3。

其他营养素

维生素C、花青素。

营养师叮咛

炎炎夏日应该尽量避免在 12 ～ 15 点外出，同时注意多喝水，多吃蔬菜、水果，避免大量流汗导致脱水。

夏季外出要做好防晒工作，不仅要戴太阳镜、帽子，打遮阳伞，穿上长袖衣物，还要使用防晒霜。

防晒伤吃什么

番茄——对抗紫外线对肌肤的伤害

【有效成分】番茄红素、维生素 C

【推荐用量】每人每天 50 ～ 100 克

番茄，尤其是红色番茄，含有丰富的番茄红素和维生素C，不仅能帮助锁住皮肤细胞内的水分，还能有效对抗紫外线对皮肤的伤害。此外，维生素C还能帮助生成胶原蛋白并美白皮肤，抑制因日晒造成的皮肤色素沉淀。

热量 （kcal）	蛋白质 （g）	脂肪 （g）	维生素A （μg）	维生素 C （mg）	维生素 E （mg）
20	0.9	0.2	92	19	0.57
钾 （mg）	钙 （mg）	镁 （mg）	磷 （mg）	铁 （mg）	锌 （mg）
163	10	9	23	0.4	0.13

* 每 100 克所含营养成分

【营养食谱推荐】

凉拌番茄

材料：番茄400克，洋葱（白皮）100克，香油、醋、白糖、胡椒粉、盐各适量。

做法：

❶ 将番茄放入沸水锅中烫一下，剥去皮，切块，码入盘中。

❷ 洋葱切细丝，用开水烫一下，沥干，放在番茄上，撒上盐、胡椒粉、白糖、醋拌匀，放进冰箱冷藏室中腌30分钟。

❸ 吃时取出，加香油略拌，装盘即可。

番茄黄豆洋葱汤

材料：番茄、洋葱各150克，黄豆100克，胡椒粉、植物油、鸡精、盐各适量。

做法：

❶ 番茄洗净，切块；黄豆洗净，用清水泡3小时后煮熟；洋葱洗净，切片。

❷ 锅中加植物油烧热，下洋葱炒香，放入黄豆、番茄翻炒，倒入适量清水。

❸ 大火煮沸后改小火继续煮5分钟，加胡椒粉、鸡精和盐调味即可。

●其他

疲倦乏力——消除使人疲劳的乳酸物质

现代人生活节奏快，各方面压力大，尤其上班族每天要面对繁忙的工作，经常长时间用脑，很容易疲倦乏力，出现肌肉酸痛、眩晕等症状。

这是由于他们长时间同一姿势伏案或使用电脑，再加上缺乏运动，造成乳酸物质局部堆积。过多的乳酸物质会使肌肉产生收缩反应，让血管受到压迫，使其中的血液出现循环障碍，引发局部肌肉酸痛，甚至是全身性疲劳。

自我检测（打"√"越多，容易疲倦乏力的概率越大）

□没有精力，动不动就想睡觉　　□即使睡很久也不感到解乏

□很少运动，一运动就感到疲劳　　□经常感到肩颈或脖子酸痛

□不容易集中注意力　　□很容易忘事

□总是全身肌肉酸痛　　□有时会有眩晕感觉

□经常伏案工作或使用电脑　　□常常久坐不动

需补充的营养素

B 族维生素

B族维生素能调节内分泌、平衡情绪、松弛神经。维生素B_1对分解乳酸更是必不可少的，它能够有效减少人体的乳酸堆积，缓解肌肉的疲劳感和疼痛感，帮助重体力劳动者和运动员消除疲劳。

维生素 C

研究发现，人在承受巨大压力时，体内会消耗大量的维生素C，其数量是平时的8倍。缓解疲劳应补充维生素C，以消除体内使人老化的自由基，让身体保持活力。

植物多糖

植物多糖属于活性多糖，具有降低身体乳酸脱氢酶活性的作用，有助于消除乳酸堆积，从而促使体力迅速恢复，有较明显的抗疲劳作用。

其他营养素

钾、铁。

营养师叮咛

容易疲劳的人应多吃蔬菜、水果，适当吃一些粗粮，并多活动锻炼身体。

在进行体力或脑力劳动后，吃一些坚果或果干能快速补充体力，因此不妨在包里备一些杏干、杏仁、榛子等。

泡澡可以舒缓疲劳。因为泡热水澡可以促进血液循环，使僵硬的肌肉得到放松，并将体内的乳酸排出体外。

抗疲劳吃什么

猕猴桃——抗疲劳的维 C 之王

【有效成分】维生素 C、钾、铁

【推荐用量】每人每天 150 克

经常疲劳的人可以多吃猕猴桃，猕猴桃被称为"营养金矿"，含有多种营养素，尤其维生素C含量丰富，能有效消除体内的乳酸物质。猕猴桃还富含铁质，容易疲劳的人多摄取铁质，可以增加血液中氧气运送量，有效消除疲劳感。

热量 （kcal）	蛋白质 （g）	脂肪 （g）	维生素 A （μg）	维生素 B$_1$ （mg）	维生素 B$_2$ （mg）
61	0.8	0.6	22	0.05	0.02
维生素 C （mg）	维生素 E （mg）	钾 （mg）	钙 （mg）	镁 （mg）	铁 （mg）
62	2.4	144	27	12	1.2

* 每 100 克所含营养成分

【营养食谱推荐】

酸奶猕猴桃

材料：酸奶、猕猴桃各250克，银耳（干）10克，红木瓜、苹果、
梨各100克，冰糖适量。

做法：

❶ 银耳用温水洗净泡开，撕成小片。

❷ 锅中加入清水烧开，放入银耳熬稠，加入冰糖煮至化开，盛入容
器中，放凉。

❸ 将猕猴桃、红木瓜、苹果、梨分别洗净，去皮切丁，放入银耳
中，最后加入酸奶拌好即可。

猕猴桃香蕉汁

材料：猕猴桃2个，香蕉1根，蜂蜜少许。

做法：

❶ 猕猴桃洗净，去皮，切成小块；香蕉去皮，切成小块。

❷ 将猕猴桃块和香蕉块一起放入榨汁机中，加入适量凉开水，启动
榨汁机，搅打成果汁。

❸ 将榨好的果汁倒入杯子中，加入少许蜂蜜调匀即可饮用。

口蘑——帮助身体恢复精力

【有效成分】钾、植物多糖、铁

【推荐用量】每人每天 40 克

　　口蘑营养丰富，不仅蛋白质、膳食纤维含量很高；而且富含
钙、钾、镁、铁等多种矿物质，尤其钾的含量很高，适量食用能维
持身体电解质的平衡，帮助身体恢复充沛的精力。另外，口蘑还含
有植物多糖——口蘑多糖，可以调节免疫功能，延缓衰老，抗疲

劳，抑制肿瘤。

热量 （kcal）	蛋白质 （g）	脂肪 （g）	膳食纤维 （g）	维生素 B₁ （mg）	维生素 B₂ （mg）
277	38.7	3.3	17.2	0.07	0.08
烟酸 （mg）	维生素 E （mg）	钾 （mg）	钙 （mg）	镁 （mg）	铁 （mg）
44.3	8.6	3106	169	167	19.4

* 每 100 克所含营养成分

【营养食谱推荐】

肉片烧口蘑

材料：猪瘦肉150克，口蘑100克，青椒、红椒各80克，葱花、姜片、料酒、植物油、白糖、水淀粉、高汤、盐、香油各适量。

做法：

❶ 猪瘦肉、青红椒分别洗净，切片；口蘑洗净切两半，加高汤，上锅蒸至入味。

❷ 锅中加入植物油烧热，下入葱花、姜片炒香，放猪瘦肉片炒至变色，加高汤、料酒大火烧沸。

❸ 加入口蘑片、盐、白糖，转小火烧至入味，放青红椒片炒熟，水淀粉勾芡，淋香油，装盘即成。

口蘑竹荪汤

材料：竹荪、口蘑各200克，豌豆苗20克，葱末、姜末、植物油、胡椒粉、高汤、盐各适量。

做法：

❶ 竹荪洗净，用温水泡发后，切段；口蘑洗净，切片，沸水烫煮一下，捞出控水；豌豆苗洗净。

❷ 锅中加植物油烧热，放葱末、姜末爆锅，倒入高汤，开锅后放竹荪段、口蘑片煮开，用盐、胡椒粉调味，放豌豆苗，煮开出锅即可。

记忆力下降——卵磷脂增强大脑功能

记忆力下降是指由于脑力衰弱引起记忆力减退，遇到事情容易遗忘的现象，多是由年纪增大造成的脑部退化。不过，现在越来越多的年轻人也有记忆力下降的倾向，这与不良情绪、失眠、用脑过度、不良嗜好等有关。

另外，脑部缺乏相关的重要营养素时，也会造成记忆力下降。因此，出现健忘症状的人要注重大脑的营养补充与均衡。

自我检测（打"√"越多，记忆力下降的概率越大）

□ 常处于巨大压力状态下　　　　□ 很容易疲劳

□ 最近发生的事常想不起来　　　□ 有无法轻易入眠的现象

□ 大脑劳累，后脑有沉重感　　　□ 经常用脑过度

□ 作息紊乱，人体生物钟失调　　□ 过于依赖电子产品，用脑少

□ 嗜烟、酗酒　　　　　　　　　□ 常有抑郁、焦虑等不良情绪

需补充的营养素

卵磷脂

卵磷脂是构成大脑细胞的重要营养物质，它能增强大脑活力，消除大脑疲劳，增强记忆力，而且能修复受损伤的脑细胞，预防老年性痴呆症的发生。另外，卵磷脂还能在人体中释放出胆碱，这是促进大脑进行记忆工作的必要营养素。

维生素 A

维生素A对身体的正常生长发育有重要作用，尤其能促进大脑发育，帮助增强记忆力。若人体长期缺乏维生素A，容易造成记忆力衰退，甚至影响大脑的思维功能。

维生素 B_1

维生素B_1参与人体糖代谢，能将其产生的热量供给全身各个器

官，使大脑拥有维持正常运转的足够能力，时刻处于最佳状态；能帮助集中注意力、提高记忆力。

其他营养素

蛋白质、脂肪酸、胆碱。

营养师叮咛

吃得太饱，肠胃为了消化食物就会调用大量血液，这样脑部血液相对较少，大脑功能就会减弱；保持吃饭七分饱，有助于新鲜血液流向大脑，增强脑部的记忆功能。

保持充足睡眠，有助于增强记忆力，睡眠不足会导致脑细胞死亡。有研究指出，每晚睡眠 4 ~ 5 小时，连续三晚，便可杀死 25% 的脑细胞。

增强记忆力吃什么

鸡蛋——提高记忆力

【有效成分】蛋白质、卵磷脂、胆碱、维生素 A
【推荐用量】每人每天 1 ~ 2 个

鸡蛋的营养极为丰富，是增强记忆力的首选食物。鸡蛋中不仅富含蛋白质和卵磷脂，并含有丰富的维生素与矿物质，有助于大脑进行新陈代谢，对提高记忆力有帮助。另外，鸡蛋中含有大量的胆碱，胆碱是合成大脑神经递质乙酰胆碱的必要物质，对于大脑记忆力的维持有着重要作用。

热量（kcal）	蛋白质（g）	脂肪（g）	维生素 A（μg）	维生素 B$_1$（mg）	维生素 B$_2$（mg）
144	13.3	8.8	234	0.11	0.27
烟酸（mg）	维生素 E（mg）	钾（mg）	钙（mg）	磷（mg）	铁（mg）
0.2	1.84	154	56	130	2

* 每 100 克所含营养成分

【营养食谱推荐】

特色黄金蛋

材料：鸡蛋200克，核桃仁、冬瓜各50克，枸杞子、淀粉、植物油、白糖、盐各适量。

做法：

❶ 冬瓜去皮后洗净，切条；核桃仁洗净，剁碎。

❷ 鸡蛋打入碗中，加入淀粉、核桃仁碎，加清水搅匀。

❸ 锅中加入植物油烧热，倒入搅拌好的鸡蛋液，煎熟装盘。

❹ 另起油锅，放入冬瓜条煸炒片刻，调入盐、白糖炒化，加鸡蛋炒匀，撒上枸杞子即可。

蛋皮拌菠菜

材料：鲜菠菜250克，鸡蛋2个，水淀粉、葱丝、姜丝、香油、花椒、盐各适量。

做法：

❶ 将菠菜洗净，捞出沥水；鸡蛋打入碗中，加盐、水淀粉搅匀，放入油锅中摊成蛋皮，切丝。

❷ 将鲜菠菜入沸水焯软，捞出过凉沥水，加盐、葱丝、蛋皮丝、姜丝拌匀。

❸ 锅入少许香油烧热，加入花椒煸炒出香味，捞出花椒后油淋浇在菠菜上，拌匀即可。

核桃——有效滋养脑细胞

【有效成分】脂肪酸、蛋白质、维生素

【推荐用量】每人每天 20 ～ 40 克

　　核桃补脑健脑的功效很有名，因此有"益智果"的美称。核桃中含有较多的蛋白质及人体必需的脂肪酸，其中86%是不饱和脂肪酸，这些成分能滋养脑细胞，增强脑功能。核桃中还含有大量的维生素，对于治疗神经衰弱、失眠症，消除大脑疲劳效果很好。

热量 （kcal）	蛋白质 （g）	脂肪 （g）	维生素A （μg）	维生素B$_1$ （mg）	维生素B$_2$ （mg）
646	14.9	58.5	5	0.15	0.14
烟酸 （mg）	维生素E （mg）	钾 （mg）	钙 （mg）	镁 （mg）	铁 （mg）
0.9	43.2	385	56	131	2.7

* 每 100 克（干）所含营养成分

【营养食谱推荐】

香干拌核桃丁

材料：豆腐香干100克，核桃仁50克，葱花、酱油、香油、鸡精、盐各适量。

做法：

❶ 将豆腐香干放沸水锅中烫一下，捞出沥水，切成丁。

❷ 核桃仁在热水中浸泡数分钟，剥去外皮，放炒锅内炒至香脆，盛出，放凉，切成小丁。

❸ 将豆腐香干丁、核桃仁丁放入碗中，加入酱油、鸡精、盐拌匀，淋上香油，撒上葱花即可。

芝麻核桃汤

材料：核桃仁50克，黑芝麻、柏子仁各40克，蜂蜜适量。

做法：

❶ 核桃仁、柏子仁洗净备用。

❷ 将黑芝麻、核桃仁、柏子仁放入一个容器内捣碎。

❸ 锅内加适量清水，放入黑芝麻、核桃仁、柏子仁碎，大火烧沸，转小火煮5分钟，然后倒入汤碗内，食用时调入适量蜂蜜即可。

手脚冰冷——辣椒素促进血液循环

天气一凉，很多人就感觉全身发冷、四肢冰凉，有的还伴有脸色苍白、精神倦怠、全身乏力等症状。办公室白领女性尤其容易出现这样的状况。这是为什么呢？

手脚冰冷大多是因为身体的血液循环不畅，难以将含有新鲜氧气的血液运送到身体各部位，身体的末梢神经无法接收到血液输送的养分。

自我检测（打"√"越多，手脚冰凉的概率越大）

☐ 自己是常坐办公室的女性 　　☐ 平时不注意保暖

☐ 平时摄取过多的油脂 　　　　☐ 常处于低温环境中

☐ 常吃寒性食物，如黄瓜 　　　☐ 四肢乏力，精神容易疲倦

☐ 常吃冰凉食物，如冰激凌 　　☐ 脸色苍白或患有贫血

☐ 不喜欢运动 　　　　　　　　☐ 有低血压或低血糖症

需补充的营养素

维生素 E

维生素E为微循环活化剂。摄取充足的维生素E能直接作用于血管壁，使血管舒张，增加血流量，促进脑、肌肉及周围血管的血液循环，有效帮助温暖身体。

铁

研究表明，人体的热量来源于营养物质的氧化过程，在这个氧化过程中最需要的是氧。铁是制造血红蛋白的重要原料，而血红蛋白就担负着在身体内运输氧的任务。多补充铁，血红蛋白才能更好地运送氧气，使身体产生更多热量。

其他营养素

辣椒素、胡萝卜素、烟酸。

营养师叮咛

　　进食温性的食物能驱寒，气血不足的人可以多食用大枣、肉桂、黄芪、当归等药膳来补养气血，温暖身体。

　　热水泡脚也是暖身、改善手脚冰凉的好办法，水里可以加生姜或者干姜。

　　慢跑、快步走、跳绳、瑜伽等有氧运动都会让全身各个部位活动起来，促进血液循环，让四肢暖和起来。

温暖四肢吃什么

辣椒——促进血液循环

【有效成分】辣椒素、维生素 E、铁

【推荐用量】每人每天 100 克以下

　　辣椒含有维生素E，适量食用可以改善血液循环，还可以使人气色更佳，保持充沛的活力。辣椒含有的辣椒素有助于扩张末梢毛细血管，使血液循环畅通起来，进而温暖身体，改善手脚冰冷的症状。除辣椒外，胡椒、芥末、大蒜、生姜、葱等辛辣食物均有驱寒暖身的作用，饮食时搭配食用，可缓解手脚冰凉。

热量 （kcal）	蛋白质 （g）	胡萝卜素 （μg）	维生素 B$_1$ （mg）	维生素 B$_2$ （mg）	烟酸 （mg）
38	1.3	1390	0.03	0.06	0.8
维生素 C （mg）	维生素 E （mg）	钾 （mg）	钙 （mg）	磷 （mg）	铁 （mg）
144	0.44	222	37	95	1.4

* 每 100 克（红小辣椒）所含营养成分

【营养食谱推荐】

双椒拌土豆丝

材料： 青辣椒200克，红辣椒100克，土豆300克，香油、白糖、醋、
盐各适量。

做法：

❶ 青辣椒、红辣椒去蒂、子，洗净，分别切成细丝。

❷ 土豆削去皮，切成细丝。

❸ 将土豆丝放入开水锅里焯熟捞出，放入冷开水盆中泡凉，捞出装入
盆里，撒上白糖、盐、醋、青红辣椒丝拌匀，装盘淋上香油即成。

酸辣卤菜卷

材料： 白萝卜、胡萝卜、青椒丝、红椒丝各100克，香菜段20克，
白糖、醋、辣椒油、盐各适量。

做法：

❶ 白萝卜洗净去皮，切薄长方片，加盐腌制回软，冲水，沥干。

❷ 将胡萝卜切丝，同青红椒丝、香菜段焯水冲凉，沥干备用。

❸ 用白萝卜片将胡萝卜丝、青红椒丝、香菜段卷成菜卷，摆入盘
中，将醋、盐、白糖、辣椒油调制成味汁，均匀浇在菜卷上，装
盘即成。

羊肉——提供热量、补充体力

【有效成分】蛋白质、烟酸

【推荐用量】每人每天 100 ～ 150 克

羊肉是公认的"冬令补品"，其含有大量优质蛋白质，能为人
体提供热量，提高人体的抗寒能力。羊肉还含有B族维生素，以及
钙、铁、铜等矿物质，适量食用，不仅能补充体力、消除疲劳，还
可以达到"暖身"效果。此外，羊肉属于温性食物，所以每到冬天

便手脚冰冷的人可以多吃羊肉，以改善体质。

热量 （kcal）	蛋白质 （g）	脂肪 （g）	维生素 A （μg）	维生素 B$_1$ （mg）	维生素 B$_2$ （mg）
203	19	14	22	0.05	0.14
烟酸 （mg）	维生素 E （mg）	钾 （mg）	钙 （mg）	磷 （mg）	铁 （mg）
4.5	0.26	232	6	146	2.3

* 每 100 克所含营养成分

【营养食谱推荐】

辣炒羊肉丝

材料：羊里脊肉400克，红辣椒50克，香菜、姜片、蒜末、料酒、白胡椒粉、植物油、水淀粉、盐各适量。

做法：

❶ 羊里脊肉洗净，切成丝；红辣椒去蒂、子，切丝；香菜择洗干净，切段。

❷ 锅入植物油烧热，放姜片、蒜末煸香，放入羊肉丝，调入料酒，爆炒至九成熟。

❸ 放入红辣椒丝、香菜段，调入白胡椒粉、盐炒至入味，用水淀粉勾芡即可出锅。

山药羊肉汤

材料：羊肉300克，山药200克，枸杞子、生姜、葱、胡椒粉、料酒、盐各适量。

做法：

❶ 羊肉洗净，切成块；山药去皮洗净，切成块；生姜、葱分别洗净，切成姜片、葱花。

❷ 砂锅中加适量清水，放入羊肉块、枸杞子、姜片、料酒，大火烧沸，转小火炖至羊肉八成熟。

❸ 放入山药块，继续炖至羊肉熟烂，加少许胡椒粉、盐调味，撒上葱花即成。

感冒——补充维生素C，提高免疫力

感冒发生大多是因为人体抵抗力下降，导致免疫系统的防御力减弱，进而受到病毒细菌的侵袭。感冒的潜伏期约1～3天，正常情况下，5～7天可痊愈。

一般气候突变、受凉、过度疲劳等，可使原已存在于上呼吸道的或从外界侵入的病毒或细菌迅速繁殖，诱发感冒。要想防治感冒，最重要的是提高身体的免疫力。

自我检测（打"√"越多，患感冒的概率越大）

☐ 不小心淋浴、受凉　　　　　☐ 牙龈经常出血
☐ 过度疲劳，缺乏休息　　　　☐ 连续打喷嚏
☐ 易发季节无防护，如不戴口罩　☐ 觉得鼻塞、喉咙痛
☐ 在人多的公共场合出入　　　☐ 肌肉酸痛、全身无力
☐ 与感冒患者接触　　　　　　☐ 缺乏食欲

需补充的营养素

维生素 C

维生素C有抗氧化作用，是人体免疫系统必需的维生素。《欧洲临床营养学》杂志上的一项研究结果显示，每日补充维生素C有助于减少感冒的发生。

维生素 A、维生素 E

维生素A参与人体内的抗体产生，有助于维持免疫系统功能正常，特别是对呼吸道感染疾病有很强的抵御能力。充足的维生素E可以大大提高人体的免疫功能，抵抗病毒的入侵。

泛酸

泛酸也参与人体内的抗体生成，帮助身体抵御传染病，提高身体各个组织的战斗力。多食用含泛酸食物，对于病毒性感冒有着良

好的预防效果。

其他营养素

胡萝卜素、锌、硒。

营养师叮咛

体质弱的人平时多食用新鲜蔬菜和水果，可补充维生素 C，增强免疫力，预防感冒。

大部分的感冒都是因为直接接触传染的，因此要勤洗手。

房间要经常通风换气，因为封闭的环境容易滋生病菌，而且病菌更容易通过呼吸被人吸入体内。

增强免疫力吃什么

柠檬——补充维生素 C，增强免疫力

【有效成分】维生素 C、维生素 E

【推荐用量】每人每天 50 克

柠檬含有丰富的维生素 C 和维生素 E，能帮助身体建立良好的防御系统，对抗感冒病菌的侵袭，犹如天然的抗生素。感冒初期喝点柠檬蜂蜜水，可以抗菌消炎，缓解咽喉肿痛。此外，柠檬也能祛痰，把柠檬切片放入温水，加少许盐饮用，可以杀菌化痰，治疗咽喉痛。

热量 （kcal）	蛋白质 （g）	维生素 B$_1$ （mg）	维生素 B$_2$ （mg）	烟酸 （mg）	维生素 C （mg）
37	1.1	0.05	0.02	0.6	22
维生素 E （mg）	钾 （mg）	钙 （mg）	磷 （mg）	锌 （mg）	硒 （μg）
1.14	209	101	22	0.65	0.5

* 每 100 克所含营养成分

【营养食谱推荐】

苹果柠檬汁

材料： 柠檬1个，苹果2个，葡萄200克，蜂蜜适量。

做法：

❶ 苹果洗净，去皮，切成小块；葡萄洗净，去皮，去子；柠檬洗净，去皮，切成块。

❷ 将苹果块、葡萄、柠檬块一同放入果汁机中，搅打10～15分钟，榨成鲜果汁。

❸ 用过滤网过滤、去渣，加入蜂蜜搅匀，饮用即可。

柠檬香菇汤

材料： 香菇200克，柠檬150克，高汤、白糖、蜂蜜各适量。

做法：

❶ 柠檬放入清水中浸泡15分钟，捞出，洗干净，切成薄片，留少许柠檬皮切成细丝。

❷ 香菇用温水泡发，捞出，去柄，用清水洗干净，在菌盖上切花刀，备用。

❸ 锅置于火上，加入适量高汤用大火煮沸，下入香菇、柠檬片、柠檬皮丝，加入白糖、蜂蜜调味，大火烧开，转小火煮至入味，出锅即可。

牛肉——提高身体抗病能力

【有效成分】维生素 A、锌、硒

【推荐用量】每人每天 100 克

　　牛肉富含蛋白质，并且其氨基酸组成比其他肉类更接近人体需要，适量食用不仅能增长肌肉、增强力量、促进生长发育，还可以提高身体的抗病能力。牛肉还含有多种维生素及矿物质，尤其锌、硒含量较高，可以有效提高人体免疫力。

热量 （kcal）	蛋白质 （g）	脂肪 （g）	维生素 A （μg）	维生素 B₁ （mg）	维生素 B₂ （mg）
125	19.9	4.2	7	0.04	0.14

烟酸 （mg）	维生素 E （mg）	钙 （mg）	铁 （mg）	锌 （mg）	硒 （μg）
5.6	0.65	23	3.3	4.7	6.5

* 每 100 克所含营养成分

【营养食谱推荐】

胡萝卜炖牛肉

材料： 胡萝卜150克，牛肉350克，洋葱、番茄酱、胡椒粉、植物
油、盐各适量。

做法：

❶ 牛肉洗净，去掉筋骨，切成小方块；胡萝卜去皮洗净，切成滚刀
块；洋葱洗净，切碎块。

❷ 砂锅加植物油烧热，炒香洋葱碎，放入牛肉，添适量清水，煮至
牛肉软烂。

❸ 放入胡萝卜块，加盐、番茄酱炖至胡萝卜熟透、发出香味，撒胡
椒粉，即可起锅食用。

咖喱土豆焖牛肉

材料： 牛肉、土豆各200克，菠菜叶、洋葱各20克，植物油、咖喱、
白糖、料酒、生抽、淀粉、盐各适量。

做法：

❶ 将土豆和牛肉切成小块，牛肉用生抽、白糖、盐、料酒和淀粉拌
匀腌制；咖喱、洋葱和菠菜叶分别切碎。

❷ 锅入植物油烧热，放入洋葱，炒出香味后放入牛肉翻炒，牛肉收
缩后放入土豆炒制；加入开水，没过材料，加少量生抽和白糖。

❸ 盖上锅盖，中火焖半个小时左右，揭开盖后用铲试土豆，土豆能
轻易铲开时加入咖喱；待咖喱完全化开，汁收得差不多了，加入
菠菜叶，炒匀即可关火。

贫血——补充铁质简单又有效

贫血大多是由血液中红细胞数量太少，血红蛋白不足引起的。缺铁性贫血是最常见的贫血类型，其最明显的症状就是头昏眼花、四肢乏力、心慌气短、脸色萎黄、唇甲苍白等。

饮食中缺乏生血的必要物质是造成缺铁性贫血的主要原因。另外，失血过多、肠道吸收铁质的能力较弱等，也会导致血液中红细胞数量不足，引发贫血。一般女性患贫血的较多，因为每个月的生理期会流失血液，因此女性朋友应该多补充有助于补血的营养素。

自我检测（打"√"越多，贫血的概率越大）

☐ 脸色发黄或苍白　　　　　☐ 常有手脚冰冷的情况

☐ 睡眠质量不好　　　　　　☐ 喜欢喝浓茶或浓咖啡

☐ 嘴唇和指甲呈淡白色　　　☐ 经常植物油炸食品

☐ 长期全素食　　　　　　　☐ 生理期月经量较少

☐ 经常头晕，蹲下站起的时候眼前发黑

需补充的营养素

铁

铁最显著的效用就是形成血红蛋白。血红蛋白能携带充足的氧气，供应给全身细胞及组织器官，使身体健康、脸色红润，防治缺铁性贫血。

维生素 C

食物中的铁很多是难以吸收的三价铁，维生素C可以将其还原成较易吸收的二价铁，有助于提高血液中铁元素的含量。

维生素 B_{12}

维生素B_{12}是参与红细胞生成的重要营养素，可以促进红细胞的发育和成熟，保持造血功能处于正常状态，有效预防恶性贫血的发生。

其他营养素

维生素B$_2$、叶酸、铜、碘。

营养师叮咛

许多人为了减肥过分控制饮食，拒绝肉类、坚果、蛋、奶，甚至连油也吃得少，殊不知这样很容易导致贫血。

缺铁性贫血患者不宜饮茶，因为茶叶中的鞣酸不利于人体对铁质的吸收。

贫血患者忌吃油炸食品，一是其中的大量营养成分被破坏；二是油炸食品坚硬，不易被消化吸收，且易造成肠道功能紊乱，会影响铁等营养成分的吸收。

补血润色吃什么

菠菜——有效改善贫血症状

【有效成分】铁、维生素 C、叶酸

【推荐用量】每人每天 100 克

菠菜是最常见的蔬菜之一，也是有名的补血食物。菠菜内含有较多的铁质和维生素C，多食用可以帮助造血，改善贫血症状，使人恢复好气色。菠菜中含有大量的叶酸，有助于促进红细胞的生成，预防贫血。秋冬季生长的菠菜呈深绿色，营养价值更高。需要注意的是，菠菜中含有草酸，会影响人体对钙质的吸收，因此食用菠菜时宜先焯水以去除草酸。

热量 （kcal）	蛋白质 （g）	维生素 A （μg）	维生素 B$_1$ （mg）	维生素 B$_2$ （mg）	烟酸 （mg）
28	2.6	487	0.04	0.11	0.6
维生素C （mg）	钾 （mg）	钙 （mg）	磷 （mg）	镁 （mg）	铁 （mg）
32	311	66	47	58	2.9

* 每 100 克所含营养成分

【营养食谱推荐】

凉拌菠菜

材料：菠菜300克，大蒜50克，熟花生100克，香油、盐各适量。

做法：

❶ 菠菜洗净，放入滚水中焯烫一下，捞出，立即浸入凉开水中，待凉后捞起，沥干水分。

❷ 将菠菜对半切一刀，装在盘中；大蒜去皮，切末，撒在菠菜上；熟花生切碎也撒在菠菜上。

❸ 加少许盐拌匀，淋上香油即可。

菠菜肉末汤

材料：菠菜200克，瘦肉25克，高汤、水淀粉、植物油、大葱、生姜、酱油、醋、盐、香油各适量。

做法：

❶ 菠菜洗净，切长段；瘦肉洗净，切成小丁；大葱、生姜分别洗净，切末。

❷ 炒锅内放植物油烧热，加入瘦肉末煸炒几下，放入葱末、姜末炝锅，再放酱油烹一下。

❸ 加入高汤、盐、菠菜段烧开，用水淀粉勾芡，淋醋、香油即可。

猪肝——补血佳品

【有效成分】铁、维生素 B_{12}

【推荐用量】每人每天 50 克

　　猪肝是非常理想的补血佳品，含有较多的铁元素，且人体吸收率较高，可增强造血功能。猪肝还富含B族维生素，尤其维生素B_2、维生素B_{12}含量很高，可以帮助身体造血，促进血液循环，改善贫血症状。需要注意的是，高血压、冠心病、肥胖症及高血脂患者不宜食用猪肝。

热量 （kcal）	蛋白质 （g）	维生素 A （μg）	维生素 B$_1$ （mg）	维生素 B$_2$ （mg）	维生素 B$_{12}$ （μg）
129	19.3	4972	0.21	2.08	26
维生素 C （mg）	维生素 E （mg）	烟酸 （mg）	铁 （mg）	锌 （mg）	硒 （μg）
20	0.86	15	22.6	5.78	19.21

* 每 100 克所含营养成分

【营养食谱推荐】

胡萝卜炒猪肝

材料：猪肝250克，胡萝卜150克，水淀粉、味精、葱姜末、植物油、料酒、盐各适量。

做法：

❶ 猪肝、胡萝卜分别清洗干净，切成薄片；猪肝片加盐、味精、水淀粉拌匀。

❷ 锅中倒入清水，烧至八成开时，放入腌好的猪肝片，七成熟时捞出沥水。

❸ 锅内加植物油烧热，加入葱姜末爆香，加胡萝卜略炒，倒入猪肝，加料酒、味精、盐快速翻炒至熟即可。

番茄猪肝汤

材料：番茄、鸡蛋各1个，猪肝150克，金针菇50克，鸡精、盐各适量。

做法：

❶ 猪肝清洗干净，切片；番茄入沸水焯烫，去皮，切块；金针菇清洗干净；鸡蛋打散。

❷ 锅中加水烧沸，放入猪肝汆去血水。

❸ 锅置于火上，加入适量清水，下入猪肝、金针菇、番茄煮10分钟，淋入蛋液，加鸡精、盐调味即可。

失眠——色氨酸助你好睡眠

失眠可谓是现在最普遍的文明病之一, 不管是年轻人还是中老年人, 越来越多的人受到失眠的困扰。引起失眠的原因有很多, 比如工作压力大、情绪变化、用脑过度、药物刺激等。另外, 糖尿病、高血压、贫血等疾病, 也是引起失眠的常见原因。

自我检测(打"√"越多, 失眠的概率越大)

☐ 每晚入睡都很困难　　　　☐ 睡很久依然感到疲倦

☐ 白天经常感到困, 想睡觉　　☐ 经常做梦, 睡眠很浅

☐ 睡觉前经常玩电子产品　　☐ 半夜常醒来, 醒来后就无法入睡

☐ 睡觉前喜欢喝茶、咖啡　　☐ 经常头痛、健忘

☐ 平时精神压力较大　　　　☐ 颈部僵硬, 肩膀酸痛

需补充的营养素

色氨酸

色氨酸是一种天然的氨基酸, 是一种对睡眠有促进作用的营养物质。因为它是大脑制造5-羟色胺的原料, 而5-羟色胺是一种神经传导物质, 它能减缓神经活动, 让人安定放松, 有效促进睡眠。色氨酸无法在身体内自行合成, 必须通过食物摄取。

B 族维生素

B族维生素是一类和神经系统健康密切相关的维生素, 尤其是维生素B_6、维生素B_{12}、叶酸、泛酸等, 它们对神经的镇定和情绪的改善作用非常明显。

钙

钙不仅是骨骼的重要组成部分, 还具有维持神经系统稳定的作用, 充足的钙质具有降低神经细胞兴奋性的功能。如果人体内钙

不足则会引发焦虑、忧愁或是异常兴奋等情绪波动，导致夜不能寐，睡不安寝。

其他营养素

维生素D、镁、锌。

营养师叮咛

为了减少失眠，晚饭不要吃太晚，最好在睡前 3 个小时以上解决，并尽量避免吃一些容易反酸胀气的食物。

有失眠烦恼的人，要注意饮食调节，以清淡为主，少摄取油腻、辛辣等重口味的食物。因为重口味食物会使情绪不安，也会引起消化不良，影响睡眠。

助睡眠吃什么

牛奶——天然的"助眠药"

【有效成分】色氨酸、钙

【推荐用量】每人每天 250 毫升

牛奶营养价值很高，不仅富含人体所需的全部氨基酸，也是钙质的重要来源。牛奶中的色氨酸会使大脑产生倦怠感，有助眠作用。睡前喝一杯温热的牛奶，对于烦躁不安、失眠等症状有很好的抑制作用，可以帮助我们一觉睡到天亮。不过，容易尿频的人，最好不要在睡前喝牛奶。

热量 （kcal）	蛋白质 （g）	色氨酸 （mg）	维生素 A （μg）	维生素 B$_1$ （mg）	维生素 B$_2$ （mg）
54	3	39	24	0.03	0.14
烟酸 （mg）	维生素 C （mg）	钾 （mg）	钙 （mg）	镁 （mg）	锌 （mg）
0.1	1	109	104	11	0.42

* 每 100 克所含营养成分

【营养食谱推荐】

牛奶薏米粥

材料： 牛奶400毫升，大米150克，薏米80克，白糖适量。

做法：

❶ 薏米洗净，提前泡1晚；大米淘洗干净，浸泡2小时。

❷ 锅中加适量的清水，大火烧沸，倒入牛奶及洗净的薏米、大米，搅拌均匀，大火烧开后转小火，煮30分钟至米熟软。

❸ 加入少许白糖，搅拌片刻，盛出食用。

菠萝莲子牛奶汤

材料： 菠萝600克，莲子50克，鲜奶100毫升，荸荠粉、冰糖适量。

做法：

❶ 莲子用温水浸软，去掉莲心；菠萝去皮，切成大块；荸荠粉用温水调成糊，待用。

❷ 锅中加清水烧开，放入莲子煲半小时，加入菠萝块、冰糖煮10分钟。

❸ 倒入鲜奶，稍沸后倒入荸荠粉勾芡，出锅即可。

小米——镇静神经，安稳情绪

【有效成分】色氨酸、B 族维生素、镁

【推荐用量】每人每天 50 克

　　小米中含有促进睡眠的B族维生素和色氨酸，经常食用能消除疲劳、安稳情绪、镇静神经，对于因烦躁不安引起的失眠有很大益处。小米中还富含镁元素，镁具有调节神经细胞与肌肉收缩的功能，能安定情绪、消除焦虑，在调节人体睡眠功能方面起着关键作用。容易失眠的人，平时应该多食用小米、全麦等五谷杂粮。

热量 （kcal）	蛋白质 （g）	色氨酸 （mg）	维生素 A （μg）	维生素 B₁ （mg）	维生素 B₂ （mg）
361	9	178	17	0.33	0.1

烟酸 （mg）	维生素 E （mg）	钾 （mg）	钙 （mg）	镁 （mg）	锌 （mg）
1.5	3.6	284	41	107	1.87

* 每 100 克所含营养成分

【营养食谱推荐】

芸豆小米粥

材料：小米100克，大米50克，红芸豆50克，冰糖适量。

做法：

❶ 小米、大米洗净，浸泡30分钟，捞出；红芸豆洗净，用冷水浸泡3小时，捞起沥水。

❷ 锅中加冷水，放入红芸豆煮至豆粒开花，再放入大米、小米大火煮沸，改用小火熬煮约45分钟。

❸ 待米烂豆熟时，加入冰糖搅匀，再稍焖片刻，即可盛起食用。

黄金小米糕

材料：荸荠粉、淀粉、小米、玉米各100克，椰汁、糖、植物油各适量。

做法：

❶ 玉米蒸熟后加水，用搅拌机打碎；荸荠粉、淀粉、玉米碎加水调成粉浆；小米煮熟。

❷ 水中加糖煮开，加入椰汁，煮沸后冲入粉浆搅匀，加入适量煮熟的小米拌匀。

❸ 将浆液倒入抹了油的平盘内（或模型中），放入蒸锅大火蒸20至30分钟即可。

常见慢性病

糖尿病——铬帮助胰岛素调节血糖

糖尿病是指因胰岛素的细胞代谢作用缺陷或胰岛素不足而引起的糖类、蛋白质、脂肪等代谢紊乱的一种慢性病。糖尿病的初期症状有多饮、多尿、容易饥饿等；严重时会引发视力减退，甚至造成各种慢性并发症，比如中风、心脏病、肾脏病等。

自我检测（打"√"越多，患糖尿病的概率越大）

□口干，总想喝水　　　　　　□喜欢吃甜食，无法戒掉

□经常尿频　　　　　　　　　□很少吃高纤维食物

□容易蛀牙或患牙周病　　　　□很容易感冒

□饭量很大，容易饥饿　　　　□常常有疲劳、乏力感

□无故体重下降或变肥胖　　　□视力减退

需补充的营养素

B族维生素

研究发现，烟酸能增强胰岛素的效力，并能帮助代谢体内的糖类与脂肪；维生素B_6有助于控制血糖水平；维生素B_{12}可辅助治疗糖尿病并发神经病变。

锰

锰能维持正常的糖代谢。缺锰会造成胰腺发育不良，破坏胰岛B细胞，导致胰岛素的合成和分泌减少，降低葡萄糖的利用率，造成糖代谢紊乱，易引起或加重糖尿病病情。

铬

铬元素是胰岛素的必需辅助因子，没有铬的协助，胰岛素的活

性就会下降，导致糖代谢紊乱，进而发展为糖尿病。充足的铬可以帮助胰岛素抑制血糖升高，预防或改善糖尿病。

其他营养素

锌、镁、硫化物、膳食纤维。

营养师叮咛

　　为了稳定血糖，建议糖尿病患者养成少食多餐的进食习惯，血糖控制差的人以一日 5 ~ 6 餐为宜。

　　睡眠能帮助胰腺充分分泌胰岛素，如果长期睡眠不足很容易引发血糖值升高。因此防治糖尿病宜保证充足的睡眠，并注意劳逸结合，不过度劳累。

　　糖尿病患者坚持运动锻炼，可以促进胰岛素发挥功能，帮助控制血糖，还可以控制体重，避免肥胖的发生。

控制血糖吃什么

荞麦——帮助人体代谢葡萄糖

【有效成分】烟酸、镁、铬

【推荐用量】每人每天 60 克

　　荞麦是理想的纯天然降糖食材，含有丰富的烟酸、镁、铬等营养素，有助于控制血糖水平。荞麦富含的膳食纤维一方面能改善糖耐量，帮助人体代谢葡萄糖；另一方面能促进排便，从而减缓餐后血糖上升的速度。另外，荞麦含有的黄酮类物质芦丁，能促进胰岛素分泌，增强胰岛素活性，有消炎、抗癌、降低血糖的功效。

热量 （kcal）	蛋白质 （g）	碳水化合物 （g）	膳食纤维 （g）	维生素 B_1 （mg）	维生素 B_2 （mg）
337	9.3	73	6.5	0.28	0.16
烟酸 （mg）	钾 （mg）	钙 （mg）	镁 （mg）	锌 （mg）	锰 （mg）
2.2	401	47	258	3.6	2

* 每 100 克所含营养成分

【营养食谱推荐】

什锦荞麦卷

材料：荞麦500克，鸡蛋250克，土豆150克，青、红椒各50克，植物油、醋、鸡精、盐各适量。

做法：

❶ 土豆去皮洗净，切丝；青、红椒洗净，去蒂和子，切丝。

❷ 鸡蛋打散，倒入荞麦中，加适量清水和盐，搅拌均匀制成糊。

❸ 平底锅加入植物油烧热，倒入荞麦糊，摊平煎成面皮，盛出备用。

❹ 锅中加入植物油烧热，倒入土豆丝和青红椒丝一起翻炒，加适量醋、鸡精、盐调味，炒熟后盛放在荞麦皮上，卷成卷状即可。

凉拌荞麦面

材料：荞麦面条100克，鸡蛋1个，植物油、香葱末、海苔、醋、香油、生抽、盐各适量。

做法：

❶ 鸡蛋打散，倒入油锅摊成片，切丝；海苔撕成丝。

❷ 锅置于火上，加水烧沸，放入荞麦面条煮熟，捞出过凉。

❸ 将香葱末、醋、香油、生抽、盐放入面条中拌匀，撒上鸡蛋丝、海苔丝即可。

洋葱——刺激胰岛素的分泌

【有效成分】锰、镁、硫化物

【推荐用量】每人每天 80 克

　　洋葱营养丰富，素有"菜中皇后"的美称，不仅含有有降糖作用的B族维生素和矿物质，还含有一种类甲磺丁胺的物质，能选择性地作用于胰岛B细胞，促进胰岛素分泌，恢复其代谢功能。此外，洋葱中所含的催泪物质是一种硫化物，这种硫化物可刺激胰岛素的合成和分泌，具有降低血糖的效果。

热量 （kcal）	蛋白质 （g）	碳水化合物 （g）	膳食纤维 （g）	维生素 B$_1$ （mg）	维生素 B$_2$ （mg）
40	1.1	9	0.9	0.03	0.03
烟酸 （mg）	钾 （mg）	钙 （mg）	镁 （mg）	锌 （mg）	锰 （mg）
0.3	147	24	15	0.23	0.14

* 每 100 克所含营养成分

【营养食谱推荐】

洋葱拌腐竹

材料：洋葱80克，水发腐竹段150克，红椒15克，葱花、生抽、植物油、香油、鸡精、盐各适量。

做法：

❶ 洋葱洗净，切成丝；红椒洗净切开，去子，切成丝。

❷ 锅入植物油烧热，放入洋葱丝、红椒丝，搅匀，炸出香味，捞出。

❸ 锅底留油，注入清水烧开，加少许盐，放入腐竹段，煮1分钟至熟，捞出。

❹ 将腐竹装入碗中，放入洋葱丝、红椒丝、葱花、生抽、香油、鸡精、盐调味，拌匀即可。

洋葱白菜土豆汤

材料： 洋葱、土豆、胡萝卜各100克，白菜150克，香油、鸡精、盐适量。

做法：

❶ 洋葱除去薄膜，洗净，逐片剥下；土豆与胡萝卜均洗净，去皮，切片；白菜洗净，切大块。

❷ 锅内加适量水，下入所有处理过的材料，大火烧开后用小火煮20分钟，加鸡精、盐调味，淋上香油即可食用。

莴笋——降糖降压的佳蔬

【有效成分】烟酸、膳食纤维、钾
【推荐用量】每人每天 60 克

　　莴笋属于低糖、低脂、低热量的健康食材，高血糖患者食用后不必担心血糖出现急剧变化。莴笋中矿物质、维生素等营养物质的含量较高，烟酸可增强胰岛素的活性，经常食用莴笋可以有效调节血糖，控制病情。莴笋还富含钾，有利于调节体内钠的平衡，具有利尿、降血压的功效。

热量 （kcal）	蛋白质 （g）	碳水化合物 （g）	膳食纤维 （g）	维生素 B$_1$ （mg）	维生素 B$_2$ （mg）
15	1	2.8	0.6	0.02	0.02
烟酸 （mg）	维生素 C （mg）	钾 （mg）	钙 （mg）	镁 （mg）	锌 （mg）
0.5	4	212	23	19	0.33

* 每 100 克所含营养成分

【营养食谱推荐】

莴笋核桃仁

材料： 莴笋200克，净核桃仁、胡萝卜各50克，蒜蓉、植物油、盐各适量。

做法：

❶ 莴笋去皮，洗净，切成片，入沸水锅内焯熟，捞出沥水，装盘；胡萝卜去皮，洗净，切成片。

❷ 锅中倒入植物油烧热，下核桃仁炸一下，捞出沥油。

❸ 锅留底油烧热，下蒜蓉爆香，下莴笋片、胡萝卜片翻炒，加少许盐调味，最后加核桃仁炒匀即可。

莴笋烧豆腐

材料： 莴笋100克，豆腐200克，枸杞子、蒜末、葱花、老抽、水淀粉、植物油、鸡精、盐各适量。

做法：

❶ 莴笋去皮洗净，切成块；豆腐洗净，切成小块。

❷ 将莴笋、豆腐块放入开水锅，加少许盐，略煮后捞出，沥水。

❸ 锅中倒入植物油烧热，放蒜末煸香，加莴笋块、豆腐块、鸡精、盐翻炒均匀，撒上枸杞子，淋入老抽，煮至入味。

❹ 最后加水淀粉勾芡，撒上葱花即成。

高血压——避免高钠盐的摄入

高血压是心血管疾病中最常见的一种慢性病，主要表现为头晕、头痛、双脚沉重、胸闷、心悸、烦躁、失眠、肢体麻木等。不过，在高血压患病早期，很多人没有明显症状。

临床发现，原发性高血压占高血压的95%，主要与年龄、遗传、饮食、精神因素等有关。比如饮食偏咸，钠盐摄入量过高会导致血管压力增加，血压升高；压力过大会使动脉血管保持收缩状态，很容易形成高血压。此外，肥胖也是引起高血压的主要原因。

自我检测（打"√"越多，患高血压概率越大）

☐ 生活节奏快，很容易紧张　　　　☐ 经常失眠，或睡眠不足

☐ 压力大，无处释放　　　　　　　☐ 平日里很少饮水

☐ 说话速度快，声音较高　　　　　☐ 喜欢吃高盐食品

☐ 脾气不好，经常生气　　　　　　☐ 常过度吸烟或饮酒

☐ 体重超标　　　　　　　　　　　☐ 家族有高血压遗传病史

需补充的营养素

钾

钾元素是维持心肌正常功能的重要营养素。充足的钾元素能有效保护心脏，有利于高血压患者的恢复，预防高血压并发心脏疾病。

钙、镁

钙属于优良的血液稀释剂，能使血管平滑肌松弛，外周阻力下降，可以有效降血压、降血脂；镁能促进心脏与血管的健康，有效保护心脏功能，并帮助降低血压。

维生素P

维生素P的作用主要是保护毛细血管壁，防止毛细血管破裂，起到降压的作用。如果体内缺乏维生素P，血管的脆性就会增加，

严重的还可能发生血管破裂。

其他营养素

硫化物、膳食纤维、维生素D、硒。

营养师叮咛

高血压宜少吃加工食品，因为加工过的食物往往含有大量的盐、各种添加剂、色素等，这些物质都会对血管、血液造成不良影响，易加重病情。

起床后喝一杯温开水，可以稀释血液，增加血容量，改善血液循环，有利于心血管的稳定。

降低血压吃什么

芹菜——稳定血压，保护心血管

【有效成分】钾、钙、镁、膳食纤维

【推荐用量】每人每天 100 克

芹菜素有"万能药材"之称，是高血压患者的理想食材。芹菜不仅富含钾、钙、镁等矿物质，还含有较多的膳食纤维，经常食用能够很好地调节、稳定血压，保护心血管的健康。芹菜中还含有一种植物化学物质——芹菜素，它属于黄酮类化合物，具有抗炎、抗过敏和降压的作用。

热量 （kcal）	蛋白质 （g）	脂肪 （g）	碳水化合物 （g）	膳食纤维 （g）	维生素 A （μg）
17	0.8	0.1	3.9	1.4	10
维生素 C （mg）	钠 （mg）	钾 （mg）	钙 （mg）	镁 （mg）	锌 （mg）
12	73.8	154	48	10	0.46

* 每 100 克所含营养成分

【营养食谱推荐】

芹菜汁

材料：芹菜60克，苹果1个，柠檬半个，蜂蜜适量。

做法：

❶ 芹菜洗干净，切成小段；苹果清洗干净，去皮，切开去核，果肉切成小块；柠檬去皮。

❷ 将芹菜放入榨汁机中，榨成纯汁；苹果块、柠檬放入榨汁机，榨成纯汁。

❸ 将芹菜汁、苹果柠檬汁混合搅匀，倒入蜂蜜调味即可。

花生拌芹菜

材料：芹菜100克，新鲜花生40克，酱油、白糖、葱花、香油、辣椒油、盐各适量。

做法：

❶ 将花生用开水烫，去皮，清洗干净。

❷ 将芹菜洗净，入沸水锅焯烫，捞出沥水，切成2厘米长的段。

❸ 碗中加入适量的酱油、白糖、辣椒油、香油、盐拌匀，再与花生、芹菜、葱花一起拌，装盘即成。

茄子——预防高血压与动脉硬化

【有效成分】维生素 D、维生素 P

【推荐用量】每人每天 80 克

　　茄子中含有丰富的维生素D，能促进钙的吸收，帮助高血压患者保护血管的健康。茄子中含有较多的维生素P，可有效维持血管壁的弹性，防治高血压、动脉硬化等心血管疾病。茄子中维生素P含量最多的部位是紫色表皮和果肉的接合处，所以降压以紫色茄子为佳，且食用时不宜去皮。

热量 （kcal）	蛋白质 （g）	脂肪 （g）	碳水化合物 （g）	膳食纤维 （g）	维生素 A （μg）
23	1.1	0.2	4.9	1.3	8
维生素 C （mg）	钠 （mg）	钾 （mg）	钙 （mg）	镁 （mg）	锌 （mg）
5	5.4	142	24	13	0.23

* 每 100 克所含营养成分

【营养食谱推荐】

凉拌茄子

材料：茄子300克，青椒末20克，蒜泥、辣椒油、生抽、蚝油、白糖、盐各适量。

做法：

❶ 将茄子洗净，切成段，放入蒸锅中蒸4分钟，出锅放凉，装入盘中；青椒洗净，去蒂、去子，切成碎末。

❷ 将青椒末、蒜泥、生抽、蚝油、白糖、辣椒油、盐放入碗中，调匀成调味汁。

❸ 将调味汁浇在蒸熟的茄子上，吃时拌匀即可。

香辣茄子鸡

材料：茄子1个，鸡腿2个，葱末、蒜末、料酒、酱油、淀粉、辣豆瓣、植物油、糖、醋、盐各适量。

做法：

❶ 鸡腿切块，加料酒、酱油、淀粉拌匀腌制；茄子洗净，切滚刀块，放入盐水中浸泡，捞出沥干。

❷ 鸡块、茄子分别过油，捞出沥油。

❸ 锅中倒入植物油烧热，下蒜末、辣豆瓣、酱油、糖、醋、水淀粉烧至入味，撒葱末，炒匀盛入煲内，小火焖一小会儿即可。

高血脂——少吃动物性脂肪

高血脂是指人体内的脂肪代谢异常引起血液中血脂升高，或血脂水平的变化超出了正常范围。高血脂的发生与饮食密切相关，若平时大量食用高胆固醇食物、高糖食物等，很容易导致血液中的中性脂肪与胆固醇含量增加。

高血脂大多表现为头晕、失眠、健忘、易疲劳、胸闷、心悸、肢体麻木等，不过很多高血脂患者往往没有任何不适症状，只有通过血液生化检查才能发现病情。

自我检测（打"√"越多，患高血脂的概率越大）

☐ 经常食用肥肉、五花肉　　　　☐ 很少吃蔬菜、水果

☐ 烹调菜肴大多使用动物油　　　☐ 每天饮水量不足

☐ 喜欢吃精米白面　　　　　　　☐ 无节制饮酒、吸烟

☐ 喜欢吃油炸食品　　　　　　　☐ 久坐不动，缺乏锻炼

☐ 经常食用动物内脏、鱼卵　　　☐ 家族有高血脂遗传病史

需补充的营养素

胡萝卜素

胡萝卜素是强效抗氧化剂，可防止动脉血管中的低密度脂蛋白被自由基氧化变质，沉积在血管壁上，形成动脉硬化。

维生素 E

维生素E是脂溶性维生素，是体内强效的抗氧化剂，它不仅能中和血液中的胆固醇，降低胆固醇的浓度；还能避免低密度脂蛋白氧化变质，从而可有效防止动脉硬化的发生。

卵磷脂

有研究指出，卵磷脂具有乳化、分解油脂的作用，可增进血液

循环，改善血清脂质，使血液中胆固醇及中性脂肪含量降低，减少脂肪在血管内壁的滞留。

其他营养素

　　膳食纤维、不饱和脂肪酸、植物固醇。

营养师叮咛

　　高血脂患者平时要少吃甜食，远离高糖食品，每天摄入的糖量不宜超过 50 克。

　　高血脂患者晚餐不宜过量，晚间人的基础代谢低，食物不容易消化和吸收，同时晚上活动量少，热量消耗少，进食过量会转化成脂肪。

降血脂吃什么

鳕鱼——避免血液黏稠

【有效成分】不饱和脂肪酸、维生素 A、镁

【推荐用量】每人每天 80 克

　　鳕鱼是深海鱼类，富含不饱和脂肪酸，能溶化已经凝固的黏稠血液，降低血液中的总胆固醇、低密度脂蛋白、三酰甘油的含量，从而净化血液，预防心血管疾病的发生。鳕鱼中的镁元素含量较高，常吃鳕鱼对心血管系统能起到良好的保护作用。高血脂患者平时应该多吃深海鱼，除了鳕鱼，带鱼、鲱鱼、鲳鱼、鲑鱼、秋刀鱼等都是深海鱼。

热量 （kcal）	蛋白质 （g）	脂肪 （g）	碳水化合物 （g）	胆固醇 （mg）	维生素 A （μg）
88	20.4	0.5	0.5	114	14
钠 （mg）	钾 （mg）	钙 （mg）	镁 （mg）	磷 （mg）	锌 （mg）
130	321	42	84	232	0.86

* 每 100 克所含营养成分

【营养食谱推荐】

清蒸鳕鱼

材料：鳕鱼250克，葱丝、姜片、蒜末、生抽、蚝油、橄榄油、香油、水淀粉、白糖、盐各适量。

做法：

❶ 将鳕鱼洗净沥水，装盘，姜片放在鳕鱼上。

❷ 蒸锅加水，放入鳕鱼盘，水开后大火蒸6分钟，熄火闷2分钟，取出鳕鱼，放上葱丝。

❸ 另起锅倒入橄榄油，放入蒜末炒香，依次放入少许水、盐、生抽、蚝油、白糖，调中小火烧开，用水淀粉勾芡，加香油调味，离火，浇到蒸好的鳕鱼上即可。

姜丝鳕鱼汤

材料：鳕鱼中段400克，生姜、香菜、鸡汤、植物油、香油、料酒、醋、盐各适量。

做法：

❶ 鳕鱼剔去脊骨，切片；生姜切细丝；香菜洗净，切段。

❷ 锅中倒入植物油烧热，下入部分姜丝爆锅，加鸡汤、盐、料酒烧开，放入鳕鱼片，小火炖5分钟。

❸ 加醋、香菜段，淋香油，撒上姜丝即可。

黄豆——防止胆固醇沉积

【有效成分】卵磷脂、不饱和脂肪酸、大豆异黄酮

【推荐用量】每人每天 30 ～ 50 克

　　黄豆含人体必需氨基酸，且不含胆固醇，是高血脂患者的理想食品。黄豆含有较多的不饱和脂肪酸、卵磷脂、植物固醇、膳食纤维等，这些营养物质有助于预防胆固醇过度沉积在血管壁上，降低血清胆固醇。黄豆中含有大量的大豆异黄酮，可以有效清除人体内

多余的胆固醇，预防心脑血管疾病。

热量 （kcal）	蛋白质 （g）	脂肪 （g）	膳食纤维 （g）	碳水化合物 （g）	维生素A （μg）
390	35	16	15.5	34.2	37
维生素E （mg）	钠 （mg）	钾 （mg）	钙 （mg）	镁 （mg）	铁 （mg）
18.9	2.2	1503	191	199	8.2

* 每 100 克（干）所含营养成分

【营养食谱推荐】

花生牛奶豆浆

材料：水发黄豆50克，花生30克，牛奶100毫升，白糖适量。

做法：

❶ 花生用清水浸泡，搓洗干净；水发黄豆清水洗干净。

❷ 将黄豆、花生一起放入豆浆机中，倒入牛奶，注入适量清水，启动豆浆机，榨取豆浆。

❸ 将打好的豆浆过滤，倒入杯子中，加适量白糖调味，即可饮用。

豆浆粥

材料：黄豆100克，大米50克，白糖少许。

做法：

❶ 黄豆洗净，用清水浸泡一夜，捞出放入豆浆机中，加适量清水，搅打、加热成豆浆。

❷ 大米洗净，倒入锅中，放入豆浆，大火煮沸。

❸ 改小火继续熬煮成粥，最后加少许白糖调味即可。

冬瓜——有效减少脂肪堆积

【有效成分】胡萝卜素、膳食纤维

【推荐用量】每人每天 60 ～ 80 克

冬瓜属于低热量、低脂肪的食物，所含的多种维生素可以促进体内的糖类物质转化为热量，而不是转化为脂肪堆积在体内，从而有助于降低胆固醇。此外，冬瓜中富含丙醇二酸，可抑制体内糖类转化为脂肪，对防止脂肪堆积，预防高血脂、肥胖症有良好的功效。

热量 （kcal）	脂肪 （g）	碳水化合物 （g）	膳食纤维 （g）	胡萝卜素 （μg）	维生素 C （mg）
12	0.2	2.6	0.7	80	18
维生素 E （mg）	钠 （mg）	钾 （mg）	钙 （mg）	镁 （mg）	锌 （mg）
0.08	1.8	78	19	8	0.07

* 每 100 克所含营养成分

【营养食谱推荐】

冬瓜绿豆粥

材料：冬瓜200克，绿豆50克，大米100克，冰糖适量。

做法：

❶ 冬瓜洗净去皮，切成小块；绿豆洗净，浸泡2小时。

❷ 锅中注入适量清水烧开，倒入绿豆、大米，烧开后用小火煮约40分钟，煮至米熟豆软。

❸ 倒入冬瓜，小火继续煮15分钟至食材熟软，放入冰糖，继续煮至冰糖完全化开即可。

冬瓜烧西蓝花

材料：冬瓜300克，西蓝花100克，番茄酱、胡椒粉、盐各适量。

做法：

❶ 冬瓜洗净，去皮，切成小片；西蓝花在水中浸泡后洗净，切成小朵。

❷ 将西蓝花、冬瓜片分别入沸水中焯烫，然后将西蓝花放入碗中备用。

❸ 锅中加少许水烧开，倒入番茄酱、胡椒粉、盐，加入冬瓜片，烧开后转用小火，烧至冬瓜软而不烂，倒入盛有西蓝花的碗中即可。

心脏病——拒绝高胆固醇食物

心脏病是心脏疾病的总称，主要分为先天性心脏病和后天性心脏病，后者包括高血压性心脏病、冠状动脉性心脏病等。后天性心脏病发生大多是因为动脉血管中堆积凝块，从而影响血液循环，当供给心脏营养及氧气的血液被阻塞时，就会导致心脏病。

另外，压力过大也是导致心脏病发生的一大原因。现代人生活节奏紧张，使心脏产生紧张收缩的频率升高，容易形成心脏超负荷，造成心脏瓣膜病变。

自我检测（打"√"越多，患心脏病的概率越大）

□ 常有心悸、胸闷的症状 □ 常大量摄取动物性食物

□ 经常莫名地感到疲劳乏力 □ 喜欢吃高脂肪食物

□ 频繁出现呼吸短促现象 □ 经常处于极大的压力下

□ 下肢水肿 □ 没有运动的习惯

□ 体重超标或肥胖 □ 有吸烟的习惯

需补充的营养素

维生素 E

维生素E具有抗氧化特性，可以阻止自由基损伤血管壁，从而预防胆固醇堵塞血管，有助于预防冠状动脉心脏病。

叶酸

血液中半胱氨酸含量高会加大患心脏病的风险，叶酸和维生素B_{12}同时充足摄入，可以降低半胱氨酸的浓度，从而保护心脏。

烟酸

烟酸有助于降低血液中胆固醇的含量，并能降低二度罹患心脏病的风险。烟酸还能促进血液循环，保护心脏和脑部血管，使心脏

功能更健全。

钾

钾能充分参与心肌活动，对心肌兴奋有重要的生理效应，并能直接抑制心肌收缩。钾不足时会导致心脏功能无法完全运作，引起心律不齐现象。

其他营养素

不饱和脂肪酸、胡萝卜素、镁、茶碱。

营养师叮咛

心血管疾病患者应该戒烟，因为香烟中的尼古丁或烟草化学物质会损害心脏血管，导致心血管病变。

体重过重会增加心脏负担，导致心脏过度扩张，使心脏负荷过大而引发病变。因此，为了防治心脏病应控制体重。

保护心血管吃什么

松子——降低心脏病猝死的危险

【有效成分】维生素 E、不饱和脂肪酸、镁

【推荐用量】每人每天 20 克

松子被称为"坚果中的鲜品"。现代科学研究发现，松子中含有100多种对人体有益的成分，维生素E、钾、镁、烟酸等成分都是有利于心脏健康的营养素；并且松子中的脂肪大部分为不饱和脂肪酸，可以降血压、防治动脉粥样硬化，对心血管系统有保护作用。美国《内科学档案》上的研究表明，每周吃松子2 ~ 3次，心脏猝死的危险明显降低。

热量 （kcal）	蛋白质 （g）	脂肪 （g）	胡萝卜素 （μg）	维生素 B₁ （mg）	维生素 B₂ （mg）
665	12.6	62.6	40	0.41	0.09
烟酸 （mg）	维生素 E （mg）	钾 （mg）	钙 （mg）	镁 （mg）	锌 （mg）
3.8	34.5	184	3	567	9

* 每 100 克（生）所含营养成分

【营养食谱推荐】

松子拌香菇

材料：香菇75克，松子仁50克，清汤、葱段、姜片、味精、水淀粉、料酒、香油、植物油、白糖、盐各适量。

做法：

❶ 香菇泡透，加葱段、姜片、料酒、盐和清汤，蒸10分钟后取出，放凉；香菇去蒂切片，香菇汁备用。

❷ 松子仁浸泡去皮，放植物油入锅，将松子仁炸出颜色，捞出沥油。

❸ 锅置于火上，放香菇汁烧开，加香菇片，拌入白糖、味精，撒上松子仁，用水淀粉勾芡，淋香油即可。

荸荠松子鸡丁

材料：鸡脯肉200克，荸荠100克，松子（炒）30克，木耳（干）20克，植物油、姜片、料酒、鸡精、盐各适量。

做法：

❶ 鸡脯肉洗干净，切成丁；荸荠削皮，洗净，切成丁；木耳泡发，撕成小片。

❷ 锅置于火上，加植物油炒热，放入姜片炝锅，加入鸡肉丁划散，注入适量水烧开。

❸ 将荸荠丁、木耳片倒入锅中煮熟，放入料酒、鸡精、盐煮沸，撇
　 净浮沫，再放入松子搅匀即可。

绿茶——健全心脏功能

【有效成分】胡萝卜素、钾、茶碱
【推荐用量】每人每天 5 ～ 8 克

　　绿茶未经发酵，保留了众多天然营养成分，比如胡萝卜素、
钾、钙、镁等，这些营养素都有保护心脏的作用。值得一提的是，
绿茶中含有的茶碱和咖啡因能使心脏兴奋，有助于扩张冠状动脉，
促使充足的血液流入心脏，健全心脏功能。据英国《每日邮报》报
道，一项最新研究发现，每天喝3杯茶，可以保护心脏，大大降低
心梗风险。

热量 （kcal）	蛋白质 （g）	脂肪 （g）	维生素 A （μg）	维生素 B₁ （mg）	维生素 B₂ （mg）
328	34	2.3	967	0.02	0.35
烟酸 （mg）	维生素 E （mg）	钾 （mg）	钙 （mg）	镁 （mg）	锌 （mg）
8	9.6	1661	325	196	4.34

* 每 100 克所含营养成分

【营养食谱推荐】

绿茶大米豆浆

材料： 绿茶8克，黄豆45克，大米60克，白糖适量。

做法：

❶ 黄豆洗净，清水泡8小时；大米洗净，清水泡3小时。

❷ 用开水将绿茶过一遍水，再用沸水冲泡，去茶叶。

③ 把泡好的黄豆、大米放入豆浆机中，加适量清水，启动豆浆机，制成豆浆。

④ 豆浆过滤好，将绿茶水缓缓倒入豆浆中，搅拌均匀，饮用时调入少许白糖即可。

绿茶乌梅粥

材料：绿茶10克，生姜、乌梅肉、青菜各80克，大米150克，白糖、盐各适量。

做法：

① 大米泡发，洗净后捞出；青菜洗净，切碎。

② 生姜去皮，洗净，切丝，与绿茶一同加水煮5分钟，去渣取汁待用。

③ 锅置于火上，加入适量清水，倒入姜茶汁，放入大米，大火煮开；再加入乌梅肉同煮至浓稠，放入青菜煮片刻，调入白糖、盐，拌匀即可。

青豆——降低胆固醇、保护血管

【有效成分】不饱和脂肪酸、钾、镁

【推荐用量】每人每天 30 ~ 50 克

　　青豆富含的胡萝卜素，具有降低心血管中的胆固醇含量、减少心脏病发生的功效。青豆富含矿物质钾、镁，其中钾能避免心律不齐，有效保护心脏功能；镁能引起血管扩张，防止心血管病变。此外，青豆中的脂肪多为不饱和脂肪酸，可改善脂肪代谢，降低胆固醇，对肥胖、高血脂、冠心病等疾病有较好的防治作用。

热量 （kcal）	蛋白质 （g）	脂肪 （g）	胡萝卜素 （μg）	维生素 B₁ （mg）	维生素 B₂ （mg）
398	34.5	16	790	0.41	0.18
烟酸 （mg）	维生素 E （mg）	钾 （mg）	钙 （mg）	镁 （mg）	锌 （mg）
3	10	718	200	128	3.18

* 每 100 克所含营养成分

【营养食谱推荐】

青豆蛋黄菜花汤

材料： 菜花200克，青豆25克，鸡蛋2个，香菜末、骨头汤、植物油、盐各适量。

做法：

❶ 菜花洗净，掰成小朵，入沸水锅中略焯，捞出；青豆洗净，清水泡软。

❷ 鸡蛋煮熟，剥皮，将蛋清与蛋黄分开，蛋清切丝，蛋黄捣成蓉。

❸ 锅放植物油烧热，加入蛋黄蓉略炒，加入骨头汤、菜花、青豆、蛋清丝、盐煮沸，去浮沫，撒上香菜末即可。

青豆山楂玉米粒

材料： 青豆40克，鲜玉米500克，山楂50克，植物油、蒜蓉、葱段、鸡精、盐各适量。

做法：

❶ 鲜玉米取玉米粒，洗净；青豆洗净，用清水泡软；山楂洗净，去核，切成粒。

❷ 锅中倒入植物油烧热，放入蒜蓉爆香，加入山楂粒、玉米粒、青豆、葱段翻炒均匀。

❸ 将熟时放鸡精、盐调味，出锅即可。

动脉硬化——高脂肪、高热量饮食惹的祸

动脉硬化是一种血管疾病，动脉硬化会使血液中的其他物质如钙质、复杂碳水化合物等在血管内膜下附着沉积，使动脉弹性减弱、变脆，血管管腔变窄，甚至引起血管堵塞、血栓等。

高血压、高血脂等疾病和大量摄入油腻性食物及富含胆固醇的食物等，都会引起动脉硬化。这种病在早期多无症状，随着病情的发展，大多数患者或多或少有心悸、胸痛、胸闷、头痛、头晕、四肢凉麻、视力降低、记忆力下降、失眠多梦等临床症状，不同的患者会有不同的症状。

自我检测（打"√"越多，动脉硬化的概率越大）

□ 高脂肪高热量饮食　　　　□ 体重超标或者肥胖
□ 不爱吃蔬菜、水果　　　　□ 经常抽烟、饮酒
□ 水分摄取得很少　　　　　□ 很少运动
□ 烹调菜肴大多使用动物油　□ 有高血压及糖尿病
□ 喜欢吃油炸食品　　　　　□ 家族中多人患动脉硬化

需补充的营养素

维生素 B_2、维生素 B_6

维生素B_2参与体内三大产热营养素代谢过程，与维生素B_1、维生素B_6合作，共同消化、吸收脂肪，降低血胆固醇，防止血管硬化，改善脂肪代谢，保持脂肪酸均衡。

维生素 C、维生素 E

维生素C能帮助降低血液中的胆固醇，防止动脉发生硬化；维生素E能保护细胞免受氧化作用的侵害，也能维护动脉血管壁的健康与完整。

胡萝卜素

胡萝卜素是很好的抗氧化剂，它最优越的作用是保持血管中的

胆固醇不被氧化，避免血液过浓而产生硬化。

其他营养素

膳食纤维、不饱和脂肪酸。

营养师叮咛

动脉硬化患者应控制热量的摄入，适量多补充维生素、膳食纤维与蛋白质，少吃脂肪与胆固醇高的食物，甜食也要少吃，还要低盐饮食，以保持血管的健康。

睡前补充充足的水分，能避免夜间体内水分不足，防止血液变得黏稠；经过一夜新陈代谢，身体普遍缺水，早晨喝一杯水能使血管保持畅通。

防动脉硬化吃什么

糙米——维护血管的健康

【有效成分】膳食纤维、B 族维生素

【推荐用量】每人每天 60 克

糙米是稻谷脱去稻壳后得到的全谷粒，外壳仍保留一些外层组织，如皮层。糙米比大米的营养更为丰富，其中的米糠和胚芽部分富含B族维生素，可保护血管，预防心血管疾病。糙米含有膳食纤维，膳食纤维能与胆汁中的胆固醇结合，促进胆固醇的排出，从而有利于降糖降脂、预防动脉硬化。

热量 （kcal）	蛋白质 （g）	碳水化合物 （g）	膳食纤维 （g）	维生素 B_1 （mg）	维生素 B_2 （mg）
347	7.4	77.9	0.7	0.11	0.05
烟酸 （mg）	维生素 E （mg）	钠 （mg）	钾 （mg）	钙 （mg）	镁 （mg）
1.9	0.46	3.8	103	13	34

* 每 100 克所含营养成分

【营养食谱推荐】

葱香糙米粥

材料： 糙米60克，高粱米20克，玉米粒15克，葱、香油、盐适量。

做法：

❶ 糙米、高粱米洗净，在水中浸泡2小时；葱洗净，葱叶和葱白切成碎末。

❷ 锅中加水，放入糙米、高粱米，大火烧开转小火熬煮，煮至米熟。

❸ 将玉米粒放入粥里，继续煮约20分钟，放入葱末、盐搅拌均匀，最后淋上香油即成。

燕麦糙米豆浆

材料： 糙米15克，燕麦20克，黄豆45克，白糖适量。

做法：

❶ 黄豆用清水浸泡至软，洗净；糙米、燕麦淘洗干净，用清水浸泡2小时。

❷ 将糙米、燕麦和黄豆一起放入全自动豆浆机中，加入适量水，启动豆浆机，制作成豆浆。

❸ 将制作好的豆浆过滤，放入少许白糖调味即可。

南瓜——排出多余的胆固醇

【有效成分】维生素 E、不饱和脂肪酸

【推荐用量】每人每天 100 克

　　南瓜中含有较多的胡萝卜素和维生素E，能显著降低血脂，防止动脉硬化，改善人体血液循环。南瓜中含有一定量的果胶，果胶有很强的吸附能力，能帮助人体排出多余的胆固醇，保护心脑血管的健康。南瓜含有多种不饱和脂肪酸，能防止动脉累积胆固醇，并排出多余的胆固醇，预防粥状动脉硬化。

热量 （kcal）	碳水化合物 （g）	膳食纤维 （g）	胡萝卜素 （μg）	维生素B₁ （mg）	维生素B₂ （mg）
23	5.3	0.8	890	0.03	0.04

维生素C （mg）	维生素E （mg）	钾 （mg）	钙 （mg）	镁 （mg）	锌 （mg）
8	0.36	145	16	8	0.14

* 每 100 克所含营养成分

【营养食谱推荐】

南瓜糙米饭

材料：糙米100克，红豆50克，南瓜400克。

做法：

❶ 糙米洗净，加水浸泡1小时；红豆洗净，清水泡发；将糙米、红豆和浸泡的水放入电饭锅中。

❷ 南瓜去皮洗净，切丁，放入电饭锅中，搅拌均匀，盖上盖煮饭。

❸ 待电饭锅开关跳起，再闷片刻即可盛出食用。

麻辣南瓜丝

材料：南瓜300克，甜椒100克，葱花、生抽、醋、辣椒油、香油、花椒粉、白糖、盐各适量。

做法：

❶ 南瓜洗净去皮，切成丝，撒上盐腌5分钟；甜椒洗净，切成丝。

❷ 南瓜丝入沸水锅焯烫，断生即可捞出，摆到盘子里放凉。

❸ 小碗里面加上生抽、醋、辣椒油、香油、花椒粉、白糖，拌匀成调味汁，浇到南瓜丝上，最后撒上甜椒丝、葱花即可食用。

草莓——预防高血压、动脉硬化

【有效成分】胡萝卜素、维生素 C

【推荐用量】每人每天 100 克

草莓富含胡萝卜素和维生素C，对血压具有双向调节的作用，可有效地防止血管破裂，减少毛细血管脆性，减缓血管硬化，预防高血压、动脉硬化等。草莓中含有丰富的有机酸、果酸和果胶，可分解食物中的脂肪，有助于消化，并有刺激肠胃蠕动的作用，有益于体内多余胆固醇和有毒物质的排出。

热量 （kcal）	蛋白质 （g）	碳水化合物 （g）	膳食纤维 （g）	胡萝卜素 （μg）	维生素 C （mg）
32	1	7.1	1.1	30	47
维生素 E （mg）	钠 （mg）	钾 （mg）	钙 （mg）	镁 （mg）	锌 （mg）
0.71	4.2	131	27	12	0.14

* 每 100 克所含营养成分

【营养食谱推荐】

草莓牛奶汁

材料：草莓10个，苹果1个，纯牛奶150毫升，柠檬半个，蜂蜜适量。

做法：

❶ 草莓洗净，去蒂，切块；苹果洗净，去核去皮，切块；柠檬洗净，切片。

❷ 将草莓、苹果块、柠檬片一起放入榨汁机中，加适量凉开水，启动榨汁机，榨取果汁。

❸ 将果汁过滤，加牛奶混合均匀，倒入杯中，加少许蜂蜜调味即可。

草莓燕麦牛奶糊

材料：草莓100克，燕麦片50克，牛奶250毫升，蜂蜜适量。

做法：

❶ 草莓去蒂，洗净，切丁，盛入碗中备用。

❷ 锅内加入牛奶烧开，加入燕麦片，大火煮开，转小火煮至燕麦变得黏稠。

❸ 将燕麦牛奶糊倒入盛草莓的碗中，搅拌均匀，淋上蜂蜜即可食用。

肥胖症——少吃多动，减少脂肪堆积

肥胖症是一种由多种因素引起的慢性代谢性疾病，从儿童到老年人都有可能发生。肥胖不仅影响体形，还影响身体健康，很容易导致各种慢性病，如糖尿病、关节炎及心脑血管疾病。

饮食不当、缺乏运动，以及某些生理疾病都可能造成肥胖。一般年轻人的肥胖症通常与过量摄取脂肪有关，中老年人肥胖症与身体功能退化，导致代谢能力变差有关。

自我检测（打"√"越多，肥胖的概率越大）

□ 主食以精米白面为主　　　　□ 有便秘现象
□ 很少吃蔬菜与水果　　　　　□ 平常没有运动的习惯
□ 经常吃洋快餐　　　　　　　□ 稍微爬一下楼梯会气喘
□ 喜欢吃油炸食物、速食　　　□ 很少走路，常以车代步
□ 常叫外卖食物　　　　　　　□ 腹部或大腿有很多赘肉

需补充的营养素

膳食纤维

膳食纤维不能被消化吸收，进入人体后消化吸收缓慢，既让胃肠道有了饱足感，产生的热量又少，能防止脂肪在体内大量储存，所以有利于控制体重，防止肥胖。

B 族维生素

B族维生素有很好的减肥效果，烟酸、维生素B_1有助于体内葡萄糖转换成热量，抑制糖类转化成脂肪。维生素B_2可帮助脂肪燃烧，对于限制热量摄取及运动减肥者而言，是相当重要的营养素。

维生素 F、维生素 C

维生素F有助于预防胆固醇物质在动脉中沉积，也能转化饱和脂肪酸，有效帮助减肥。充足的维生素C能帮助维持血管弹性，清除血管中的胆固醇。

其他营养素

生物素、钾、镁。

营养师叮咛

减肥期间不宜暴饮暴食，应少食多餐，以减少肠胃负担。晚餐不宜丰盛，同时还要控制饮酒，以减少热量摄入。

为了防止肥胖，主食要以杂粮为主。因为精细米面中糖类较多，摄入主食过量的话多余糖类会被转化为脂肪，储存在体内从而引起肥胖。

减肥瘦身吃什么

白萝卜——促进脂肪的消耗

【有效成分】维生素 C、膳食纤维

【推荐用量】每人每天 100 克

白萝卜含有丰富的水分，其热量较低，吃后易产生饱腹感，有助于减肥。白萝卜富含维生素C，能阻止脂肪氧化，防止脂肪沉积。白萝卜还含有芥子油和淀粉酶，其中淀粉酶能分解食物中的淀粉、脂肪，使之得到充分的消化与利用，是有助于减肥的蔬菜。

热量 （kcal）	蛋白质 （g）	碳水化合物 （g）	膳食纤维 （g）	维生素 B_1 （mg）	维生素 B_2 （mg）
23	0.9	5	1	0.02	0.03
烟酸 （mg）	维生素 C （mg）	钾 （mg）	钙 （mg）	镁 （mg）	锌 （mg）
0.3	21	173	36	16	0.3

* 每 100 克所含营养成分

【营养食谱推荐】

腌萝卜

材料：白萝卜300克，胡萝卜50克，青、红杭椒各10克，香油、盐各适量。

做法：

❶ 白萝卜洗净，切成大方块，然后切十字花刀，不要切断；胡萝卜洗净，切小方块；青、红杭椒斜切小段。

❷ 将白萝卜块和胡萝卜块加盐腌制，冲水后沥干水分。

❸ 将白萝卜和胡萝卜块加青、红杭椒段，加入盐，淋入香油拌匀，装入盘中即成。

炝炒双色萝卜

材料： 白萝卜150克，红心萝卜100克，花椒、植物油、香菜、姜丝、醋、盐各适量。

做法：

❶ 将红、白萝卜洗净，切成细丝，加少许盐腌一会儿，沥干水分，盛入盘中；香菜去根、叶，洗净，切成段。

❷ 锅中加植物油烧热，放入花椒稍炸，捞去花椒，下姜丝爆锅，放入红、白萝卜丝翻炒至变软，加少许盐、醋调匀，装入盘中，撒上香菜段即可。

大麦——瘦身减肥的佳品

【有效成分】B族维生素、膳食纤维
【推荐用量】每人每天 80 克

　　大麦的营养成分具有"三高二低"的特点，即高蛋白、高膳食纤维、高维生素，低脂肪、低糖。它不仅能为身体提供热量，还有助于瘦身减肥。大麦含有膳食纤维，可刺激胃肠蠕动，起到润肠通便、减肥的功效。大麦中含较多的B族维生素，可减少脂肪的吸收，帮助控制体重。肥胖的人不妨常喝大麦茶，即将大麦炒香，泡茶代饮。

热量 （kcal）	蛋白质 （g）	脂肪 （g）	碳水化合物 （g）	膳食纤维 （g）	维生素 B₁ （mg）
327	10.2	1.4	73.3	9.9	0.43
维生素 B$_2$ （mg）	烟酸 （mg）	钾 （mg）	钙 （mg）	镁 （mg）	锌 （mg）
0.14	3.9	49	66	158	4.36

* 每 100 克所含营养成分

【营养食谱推荐】

大麦柠檬茶

材料：大麦10克，柠檬半个，红茶3克，蜂蜜适量。

做法：

❶ 大麦洗净，晾干，煸炒出香味；柠檬洗净，切成片。

❷ 将大麦、柠檬片和红茶一起放在杯子中，加入热水冲泡，盖上杯盖。

❸ 10分钟以后调入蜂蜜，搅拌均匀即可饮用。

大麦松子仁粥

材料：大麦100克，糯米50克，松子仁20克，枸杞子10克，白糖适量。

做法：

❶ 大麦、糯米分别洗净，糯米入清水中浸泡30分钟，大麦入清水中浸泡1小时；枸杞子洗净。

❷ 锅置于火上，加入适量清水，放入浸泡好的糯米、大麦，大火煮沸后转小火，煮至七成熟。

❸ 加入松子仁和枸杞子，小火煮至粥熟，加少许白糖调味即可。

竹笋——吸附油脂、消肿减肥

【有效成分】膳食纤维、钾

【推荐用量】每人每天 100 克

　　竹笋含脂肪、淀粉很少，属天然低脂、低热量食品，且含有膳食纤维，有良好的助消化、促排泄、减肥瘦身的功效。竹笋的钾含量比较高，可帮助消除水肿，改善下肢水肿的现象。重要的是，竹笋能吸附油脂，促进食物发酵、分解和消化，常吃竹笋能减肥，所以民间有"吃一餐笋，刮三天油"的说法。

热量 （kcal）	脂肪 （g）	碳水化合物 （g）	膳食纤维 （g）	维生素 B_1 （mg）	维生素 B_2 （mg）
23	0.2	3.6	1.8	0.08	0.08
烟酸 （mg）	维生素 C （mg）	钾 （mg）	钙 （mg）	镁 （mg）	锌 （mg）
0.6	5	389	9	1	0.33

* 每 100 克所含营养成分

【营养食谱推荐】

清炒竹笋

材料：竹笋250克，葱末、姜末、植物油、鸡精、盐各适量。

做法：

❶ 竹笋剥除外面的老皮，洗净，切片。

❷ 锅置于火上，加植物油烧至八成热，放葱末、姜末煸香，将竹笋放入锅内，翻炒。

❸ 炒至竹笋熟时，加入盐、鸡精，再翻炒均匀即可。

竹笋木耳汤

材料：竹笋250克，木耳10克，葱末、姜末、香菜叶、盐、清汤各适量。

做法：

❶ 竹笋放入清水中洗干净，切成小柳叶形薄片，用开水焯烫一下。

❷ 木耳用温水泡发，撕成大片，适当切一下；香菜叶清洗干净，备用。

❸ 锅置于火上，倒入清汤大火烧开，加入葱末、姜末、盐调味，再放入竹笋片、木耳片，转小火烧至汤沸，撇去浮沫，放入香菜叶即可。

关节炎——补充营养，温和运动

关节炎多半是关节软骨退化造成的，当身体逐渐老化后，体内较多的自由基会侵害软骨。常见的风湿性关节炎，是包裹关节的滑膜发炎，破坏关节的软骨与骨头附近的结构造成的。

随着年龄增长，关节老化是不可避免的；不过如果我们懂得保养，适度增加一些营养素的摄入，就可以保护关节，减少关节炎的发生。

自我检测（打"√"越多，患关节炎的概率越大）

☐ 常觉得关节疼痛　　　　　☐ 经常饮酒或浓茶、咖啡

☐ 常觉得关节僵硬　　　　　☐ 常大量吃甜食

☐ 一到湿冷天气关节就酸痛　☐ 常吃高盐、高脂肪食物

☐ 关节会红肿热痛　　　　　☐ 没有运动的习惯

☐ 体重超重或肥胖　　　　　☐ 年纪比较大

需补充的营养素

维生素 C

维生素C是软骨的主要构成成分之一，也能促进胶原蛋白的合成。胶原蛋白具有修复关节滑膜的作用，能消除肿胀，减轻关节疼痛。

维生素 E

维生素E抗氧化性很强，能帮助身体对抗老化。补充充足的维生素E能够减轻关节炎的僵硬与疼痛症状，也能改善关节的活动能力。

硒

硒具有抗炎、抗自由基的功能，可以清除导致细胞老化的自由

基，保护关节软骨免受损伤。硒摄入量低，会导致骨关节炎和风湿性关节炎。

ω-3 脂肪酸

ω-3脂肪酸具有抗炎的作用。澳大利亚研究人员发现，补充ω-3脂肪酸可缓解膝关节炎患者的疼痛感，增强关节功能，还能延缓类风湿关节炎患者的病情。

其他营养素

维生素K、胶原蛋白、软骨素、姜黄素。

营养师叮咛

骨关节炎患者在饮食上应该清淡，少食肥肉、高动物脂肪食物和高胆固醇食物，多吃富含维生素的天然食物。

关节炎患者应该控制体重，以免过重的体重对关节造成负担，加重病情。

步行、游泳、伸展运动等都能促进关节健康，即便关节疼痛也不要整天不活动，可以做些温和的运动。

预防关节炎吃什么

猪骨——有效滋养润滑关节

【有效成分】软骨素、骨胶原
【推荐用量】每人每天 250 克

猪骨即猪的骨头，我们经常食用的是排骨和腿骨。猪骨不仅含有蛋白质、维生素，还含有丰富的骨胶原蛋白，能提供骨骼生长所需的营养素。猪骨里有一定量的软骨素，软骨素可为软骨提供水分和养分，能有效地润滑关节、增加关节的灵活性。因此，经常喝猪骨头汤有利于骨关节的健康。

热量 （kcal）	蛋白质 （g）	脂肪 （g）	维生素 A （μg）	维生素 B₁ （mg）	维生素 B₂ （mg）
264	18.3	20.4	12	0.8	0.15
烟酸 （mg）	维生素 E （mg）	钾 （mg）	钙 （mg）	镁 （mg）	硒 （μg）
5.3	0.11	274	8	17	10.3

* 每 100 克（猪排）所含营养成分

【营养食谱推荐】

冬瓜猪骨汤

材料：猪骨头500克，冬瓜250克，葱、姜、料酒、鸡精、盐各适量。

做法：

❶ 将冬瓜洗净，切成长条形薄片；葱、姜洗净，分别切成葱段、姜片。

❷ 把猪骨头洗净放入煲内，放入葱段、姜片，加适量清水用大火煮沸，撇去浮沫，加入料酒，改用小火煨2小时。

❸ 待汤汁醇厚时，捞出猪骨及葱姜，放入冬瓜煮熟，加少许鸡精、盐调味即可。

猪骨煲莲藕

材料：猪骨500克，莲藕300克，红枣8颗，葱段、姜片、植物油、盐各适量。

做法：

❶ 猪骨洗干净，放入沸水中汆去血水；莲藕洗净，切成小块；红枣洗净，去核。

❷ 锅置于火上，加植物油烧热，放入猪骨稍炸一下，加入适量清水，大火煮沸，撇去浮沫。

❸ 放入葱段、姜片、莲藕、红枣，大火煮沸后改小火煲煮3小时，
加少许盐调味即可食用。

鲈鱼——缓解关节疼痛症状

【有效成分】ω-3 脂肪酸、硒
【推荐用量】每人每天 100 克

鲈鱼不仅蛋白质含量丰富，且脂肪含量低，其中不饱和脂肪酸
约占59.7%；还含有丰富的矿物质，如钙、镁、硒等，对骨骼、心
血管健康十分有益。鲈鱼中含大量的ω-3脂肪酸，有减轻炎症的作
用，因此关节炎患者经常食用鲈鱼可以缓解疼痛的症状。

热量 （kcal）	蛋白质 （g）	脂肪 （g）	维生素 A （μg）	维生素 B_1 （mg）	维生素 B_2 （mg）
105	18.6	3.4	19	0.03	0.17
烟酸 （mg）	维生素 E （mg）	钾 （mg）	钙 （mg）	镁 （mg）	硒 （μg）
3.1	0.75	205	138	37	33

* 每 100 克所含营养成分

【营养食谱推荐】
榨菜蒸鲈鱼
材料： 鲈鱼300克，榨菜30克，熟猪油、胡椒粉、料酒、盐各适量。
做法：
❶ 将鲈鱼处理干净，切成大块，用少许料酒、盐抹匀腌制。
❷ 把鲈鱼装盘，将榨菜均匀放在鲈鱼上，淋上熟猪油，撒少许胡椒
粉，放入蒸锅中蒸煮。
❸ 如果喜欢其他风味，也可以放蒸鱼豉油或红辣椒段。

菜心鲈鱼块

材料： 鲈鱼600克，菜心150克，青红椒圈、泡椒段各100克，植物油、白醋、酱油、料酒、盐各适量。

做法：

❶ 鲈鱼处理干净，切块；菜心洗净。

❷ 青红椒圈、泡椒段加盐、白醋、酱油、料酒腌制；菜心焯水，捞出沥水，放在盘里。

❸ 油锅烧热，放入鲈鱼块，加盐、料酒滑熟，倒上青红椒圈、泡椒段，盛盘即可。

板栗——保持关节的柔韧

【有效成分】维生素 C、维生素 E

【推荐用量】每人每天 50 克

板栗享有"干果之王"的美誉，营养价值很高；其富含的维生素C和维生素E都是抗氧化剂，可清除体内的自由基毒素，避免自由基对关节造成伤害，从而防止关节受到氧化而出现老化。关节炎患者常有关节僵硬疼痛的症状，吃板栗能使身体各部分保持柔软与弹性，有效舒缓僵硬疼痛。

热量 （kcal）	蛋白质 （g）	脂肪 （g）	维生素 A （μg）	维生素 B₁ （mg）	维生素 B₂ （mg）
189	4.2	0.7	32	0.14	0.17
维生素 C （mg）	维生素 E （mg）	钾 （mg）	钙 （mg）	镁 （mg）	硒 （μg）
24	4.56	442	17	50	1.13

* 每 100 克所含营养成分

【营养食谱推荐】

板栗烧排骨

材料： 去皮板栗250克，排骨200克，红椒1个，冬菇20克，水淀粉、
清汤、姜片、蒜苗、酱油、花生油、白糖、盐各适量。

做法：

❶ 板栗洗净，用开水烫一下；排骨洗净后斩成小块；冬菇洗净切
片；红椒洗净，斜刀切片。

❷ 锅内加花生油烧热，下入排骨块炒香，加入姜片、冬菇、板栗，
注入清汤，用中火烧开，改用小火烧至七成熟。

❸ 加入蒜苗、红椒，调入盐、白糖、酱油，烧透至收汁入味，用水
淀粉勾芡即可。

香菇板栗

材料： 香菇250克，去皮板栗100克，鸡蛋1个，高汤、淀粉、大
葱、蒜、姜、味精、植物油、盐各适量。

做法：

❶ 香菇、大葱、姜、蒜分别洗净，葱切段，香菇、板栗、姜、蒜切
片；鸡蛋打散。

❷ 将板栗片用沸水煮至六成熟，捞出沥水；香菇装入碗内，加鸡蛋
液、淀粉拌匀。

❸ 锅内放植物油烧热，下姜片、蒜片煸香，入香菇片炒至微黄，放
入板栗、葱段炒几下，倒入高汤，烧开后加味精、盐调味，用水
淀粉勾芡即可出锅。

骨质疏松——充足的钙质打造强健的骨骼

骨质疏松是一种常见的代谢性骨骼疾病，由于骨密度降低，骨质流失，骨脆性增加，导致患者易发生骨折。

人的一生，从小孩到成人，骨骼始终处于旧的骨骼细胞不断被分解，新的骨骼细胞不断形成的过程中。从儿童期到青春期，新骨的形成要比旧骨的破坏速度快，是人体骨骼最健康的阶段。到30岁左右人的骨质量达到最高峰，此后经过一段骨代谢平衡期后，骨量和骨密度慢慢开始下降。因此，从中年开始就要预防骨质疏松。

自我检测（打 "√" 越多，骨质疏松的概率越大）

☐ 常有腰背疼痛的情况　　　　☐ 很少摄取牛奶等乳制品

☐ 经常胸闷、气短、呼吸困难　☐ 很少吃海产品或鱼类

☐ 脊椎出现畸形，如驼背　　　☐ 很少吃豆类及豆类制品

☐ 更年期女性　　　　　　　　☐ 没有运动健身的习惯

☐ 平时很少晒太阳　　　　　　☐ 经常抽烟

需补充的营养素

钙

钙是组成骨骼的重要物质。充足的钙可以强化骨骼，促进骨骼生长发育，预防骨质疏松和骨折的发生。

维生素 D

维生素D能减少钙质的排泄，促进身体将钙吸收到骨骼中；同时刺激成骨细胞，使体内的钙、磷沉着于骨上，使老年人的骨密度增高，预防骨质疏松。

镁

镁能促进钙质的吸收，促进骨骼生长发育，还能防止骨骼钙化。若镁摄取不足，容易导致骨骼疏松钙化情况提早发生。

其他营养素

蛋白质、维生素C、维生素K、钾、大豆异黄酮。

> ### 营养师叮咛
>
> 　　酒精会影响钙质的吸收，香烟中的尼古丁会严重损害骨密度，因此要想防止骨质疏松，中年人最好减少饮酒、戒烟。
>
> 　　适当运动可以刺激骨骼，增加骨密度、骨强度、肌肉力量，提高身体敏捷性、平衡力，对预防骨质疏松有很好的作用。

补钙壮骨吃什么

豆腐——有助于维持骨质健康

【有效成分】蛋白质、钙、植物雌激素

【推荐用量】每人每天 100 克

　　豆腐是高蛋白、低脂肪食品，营养丰富，且吸收率高达90%以上。豆腐含有钙、磷、镁等矿物质，对骨骼的生长发育非常有益。此外，豆腐含有一种植物雌激素——大豆异黄酮，能帮助维持骨质健康，预防骨质疏松的发生。因此，中老年人群及更年期女性都应该多吃豆腐、豆皮、腐竹等豆制品。

热量 （kcal）	蛋白质 （g）	脂肪 （g）	碳水化合物 （g）	维生素 B$_1$ （mg）	维生素 B$_2$ （mg）
82	8.1	3.7	4.2	0.04	0.03
烟酸 （mg）	维生素 E （mg）	钾 （mg）	钙 （mg）	镁 （mg）	锌 （mg）
0.2	2.7	125	164	27	1.11

* 每 100 克所含营养成分

【营养食谱推荐】

苹果豆腐羹

材料：豆腐250克，苹果20克，冬菇60克，杏仁20克，香油、水淀粉、盐各适量。

做法：

❶ 豆腐切小块置水中泡一下，捞起沥水；苹果洗净，去皮，切粒，

搅成蓉；杏仁去皮，洗净。

❷ 冬菇洗净，切粒，入锅煮沸，加入豆腐块、盐、香油拌煮片刻，用水淀粉勾芡成豆腐羹。

❸ 待豆腐羹冷却，加杏仁、苹果蓉拌匀即可。

西蓝花炒豆腐

材料：豆腐200克，西蓝花150克，红椒10克，姜片、植物油、胡椒粉、水淀粉、盐各适量。

做法：

❶ 豆腐洗净，切块；西蓝花洗净，切成小朵，用沸水焯片刻，捞出沥干水；红椒洗净，切碎。

❷ 锅内倒植物油加热，下入豆腐块，用小火煎至微黄，铲起。

❸ 锅留油烧热，爆香姜片，下红椒碎翻炒，再依次倒入西蓝花、豆腐块轻轻翻炒，下盐、胡椒粉调味，最后用水淀粉勾薄芡即可。

菜花——有助于预防骨折

【有效成分】维生素 C、维生素 K、钾

【推荐用量】每人每天 100 克

　　菜花，别名花椰菜，在《时代》杂志推荐的10大健康食品中，菜花列第四位。菜花含有较多的维生素C，多食用有助于预防骨质疏松。因为维生素C是构成胶原的重要营养素，而胶原是构成骨质的重要物质。菜花还含有维生素K，维生素K帮助生成骨钙素，这种物质可以增强骨密度，降低骨折风险。

热量 （kcal）	蛋白质 （g）	脂肪 （g）	维生素 A （μg）	维生素 B$_1$ （mg）	维生素 B$_2$ （mg）
26	2.1	0.2	5	0.03	0.08
维生素 C （mg）	维生素 E （mg）	钾 （mg）	钙 （mg）	镁 （mg）	锌 （mg）
61	0.43	200	23	18	0.38

* 每 100 克所含营养成分

【营养食谱推荐】

酸辣炝双花

材料：菜花150克，西蓝花150克，尖椒50克，干辣椒、醋、麻油、盐各适量。

做法：

❶ 把菜花掰成小块，洗净，沸水焯熟，放入盘中；尖椒切丝。

❷ 把西蓝花掰成小块，洗净，入沸水中焯熟，放入装菜花的盘中，将盐、醋调成汁，浇在双花上拌匀。

❸ 将麻油烧热，炸香尖椒丝，浇在双花上，拌匀即可。

牛肉菜花汤

材料：牛肉汤500克，菜花、土豆、熟牛肉各100克，洋葱、胡萝卜各60克，植物油、盐各适量。

做法：

❶ 菜花洗净，切小块；洋葱洗净，去皮，切丝；熟牛肉切成薄片。

❷ 胡萝卜、土豆分别洗净，切条，放在锅内，加上植物油焖熟。

❸ 锅中倒入牛肉汤烧开，放入土豆条、洋葱丝、胡萝卜条煮熟，放盐调味，再放入菜花烧开，最后放入切好的熟牛肉片，即可。

虾皮——补钙，预防骨质疏松

【有效成分】钙、镁

【推荐用量】每人每天 50 克

虾皮的营养很丰富，尤其含钙量很高，有"钙质宝库"之称。每100克虾皮中含有钙达到991毫克（成人的每日钙推荐摄入量为800毫克），是鱼、蛋、奶的几倍至几十倍。虾皮还含有丰富的钾、碘、镁、磷等矿物质。中老年人经常食用虾皮，可预防因缺钙导致的骨质疏松。不过，患有过敏性疾病的人不宜食用。

热量 （kcal）	蛋白质 （g）	脂肪 （g）	维生素 A （μg）	维生素 B₁ （mg）	维生素 B₂ （mg）
153	30	2.2	19	0.02	0.14
烟酸 （mg）	维生素 E （mg）	钾 （mg）	钙 （mg）	镁 （mg）	磷 （mg）
3.1	0.9	617	991	265	582

* 每 100 克所含营养成分

【营养食谱推荐】

虾皮拌菠菜

材料：虾皮50克，嫩菠菜300克，白糖、醋、姜末、香油、盐各
适量。

做法：

❶ 把虾皮用沸水泡约20分钟，捞出沥干水分。

❷ 嫩菠菜洗净切成段，放沸水锅中焯烫，迅速捞出，沥干水，放
入盘中。

❸ 将虾皮、盐、白糖、醋、姜末放小碗中拌匀，倒在菠菜上，搅拌
均匀，淋上香油即可食用。

丝瓜虾皮蛋汤

材料：嫩丝瓜200克，虾皮15克，鸡蛋2个，植物油、香油、鸡精、
盐各适量。

做法：

❶ 嫩丝瓜洗净，切滚刀片；虾皮拣除杂质，清洗干净；鸡蛋磕到碗
中，打散。

❷ 锅置于火上加植物油烧热，下入丝瓜块炒片刻，加适量清水，
煮沸。

❸ 下虾皮焖煮片刻，淋入蛋液，待鸡蛋成絮状浮起于汤面时加入盐
和鸡精调味，淋入香油即可。

前列腺炎——锌、硒有助于维护性腺健康

前列腺是男性独有的器官，属于生殖系统中的一员。前列腺炎在临床上较为常见，是男性易患的一种泌尿系统疾病，主要临床表现有尿频、尿急、尿不尽、尿疼痛等，甚至发生性功能障碍。

近年来前列腺炎发病率迅速上升，逐年提高，并且发病年龄不断地趋于年轻化。其发病原因有很多，长期久坐、吸烟、喝酒、熬夜、吃辛辣刺激性食物等都是诱发因素。

自我检测（打"√"越多，患前列腺炎的概率越大）

□ 有尿频、尿急的现象　　　　□ 喜欢吃辛辣刺激性食物

□ 经常排尿不畅，甚至疼痛　　□ 不爱运动，一坐一整天

□ 存在性功能障碍，如性欲低下　□ 有憋尿的习惯

□ 尿道流出乳白色分泌物　　　□ 不注意会阴部的卫生

□ 肛门、小腹时常有坠胀感　　□ 过度吸烟、饮酒

需补充的营养素

锌

前列腺中的锌含量比人体其他器官中的锌含量都要高，这是因为男性雄激素的合成需要锌。科学研究发现，当男人体内缺锌时，前列腺就会肿大、增生，甚至发生病变。

硒

前列腺中硒的含量特别高，充足的硒可以很好地清除前列腺部位的自由基，防止前列腺细胞遭受氧化破坏；同时可以抑制炎性物质对前列腺的损害，使前列腺尽快恢复健康。

番茄红素

番茄红素抗氧化作用很强，可以清除前列腺中的自由基，保护前列腺组织。经常补充适量的番茄红素，能够降低患前列腺肥大及

前列腺癌的风险。

其他营养素

维生素E、花青素、不饱和脂肪酸。

要多饮水，因为浓度高的尿液会对前列腺产生一些刺激，长期的不良刺激对前列腺有害，而多饮水就可以有效稀释尿液的浓度。

洗温水澡可以缓解肌肉与前列腺的紧张，减缓不适症状。若每天用温水坐浴会阴部 1 ~ 2 次，有助于病情恢复。

坚持运动锻炼对前列腺健康十分有益，比如慢跑、快走等，但要避免剧烈运动，尤其是长时间骑车。

保护前列腺吃什么

蛤蜊——保护前列腺组织

【有效成分】硒、维生素 E

【推荐用量】每人每天 50 克

蛤蜊的营养很全面，不仅含有优质蛋白质，还富含多种维生素及矿物质。中老年经常食用蛤蜊可以预防各种慢性病。蛤蜊中硒的含量很高（每100克蛤蜊含硒达54.3微克），男士常吃有助于保护前列腺组织免受伤害。另外，蛤蜊中存在一种"蛤素"，有抑制肿瘤生长的作用，有助于防治前列腺癌等癌症。

热量（kcal）	蛋白质（g）	脂肪（g）	维生素 A（μg）	维生素 B₁（mg）	维生素 B₂（mg）
62	10	1.1	21	0.01	0.13
烟酸（mg）	维生素 E（mg）	钾（mg）	钙（mg）	锌（mg）	硒（μg）
1.5	2.4	140	133	2.38	54.3

* 每 100 克所含营养成分

【营养食谱推荐】

蛋炒蛤蜊木耳

材料： 蛤蜊肉100克，水发木耳80克，鸡蛋2个，尖椒2个，花椒
水、葱花、大豆油、水淀粉、盐各适量。

做法：

❶ 蛤蜊肉洗净；把水发木耳择去硬根，洗净泥沙，撕成片；鸡蛋磕
入碗中打散；尖椒洗净，切末。

❷ 炒锅内放大豆油烧热，放入蛤蜊肉煸炒，再放入葱花、尖椒末、
花椒水、木耳煸炒至蛤蜊肉熟。

❸ 倒入蛋液，加盐调味，用水淀粉勾芡，装盘即可。

蛤蜊炖丝瓜

材料： 蛤蜊150克，丝瓜100克，红尖椒、葱花、植物油、胡椒粉、
盐各适量。

做法：

❶ 将蛤蜊加盐水使其吐净泥沙，洗净备用。

❷ 丝瓜去皮，切滚刀块；红尖椒切条。

❸ 锅中加植物油烧热，放入葱花，加蛤蜊炒几下，加丝瓜略炒，倒
入清水煮至蛤蜊开口，放入红尖椒，再加盐、胡椒粉调味即可。

南瓜子——防治前列腺疾病

【有效成分】锌、不饱和脂肪酸

【推荐用量】每人每天 50 克

南瓜子含有丰富的维生素E、锌，以及活性成分南瓜子氨酸和
南瓜子碱，可保护前列腺，预防和改善前列腺疾病引起的不适症
状。前列腺分泌激素的功能需要有脂肪酸配合，而南瓜子富含不饱

和脂肪酸，可促使前列腺保持良好功能。科学研究发现，男士每天
吃约50克炒熟的南瓜子，可防治前列腺疾病，还可预防前列腺癌。

热量 （kcal）	蛋白质 （g）	脂肪 （g）	膳食纤维 （g）	维生素 B_1 （mg）	维生素 B_2 （mg）
582	36	46	4	0.08	0.16
烟酸 （mg）	维生素 E （mg）	钾 （mg）	钙 （mg）	锌 （mg）	硒 （μg）
3.3	27.28	672	37	7.1	27

* 每 100 克（炒南瓜子）所含营养成分

【营养食谱推荐】

南瓜子松饼

材料：面粉500克，鸡蛋液20克，南瓜仁50克，牛油、糖、泡打粉各
　　　适量。

做法：

❶ 面粉过筛，加入泡打粉，面粉堆中间挖空，放入牛油、糖、鸡蛋
液，揉成面团作为松皮用。

❷ 松皮与南瓜仁混合一起揉匀，将面团捏成三角形，切成饼。

❸ 放入烤盘内，用230℃的温度烤15分钟，收火至150℃烤10分钟
即可。

南瓜子小米粥

材料：南瓜子50克，小米100克，大米80克，盐适量。

做法：

❶ 小米、大米洗净，清水浸泡2小时。

❷ 炒锅烧热，倒入南瓜子，用小火炒出香味，盛出装盘。

❸ 砂锅中加适量清水烧热，倒入小米、大米，搅匀，大火烧开后用
小火煮30分钟至食材熟透。

❹ 倒入南瓜子，搅匀，继续煮片刻，放入少许盐调味，盛出即可食用。

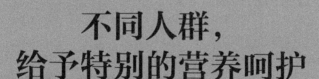

第 5 章

不同人群，
给予特别的营养呵护

　　不同年龄的人群，生理发展状况与新陈代谢的能力不同，身体
对营养的需求也有差异。只有了解了自己所属年龄层的生理特点，掌
握了自身的营养需求，才能合理摄取食物，吃得丰富又营养，吃出健
康与活力。

婴幼儿营养，科学搭配是关键

婴儿时期（0～3岁）是人体生长发育的第一个高峰期，对营养的需求也比较多。如果科学喂养，让宝宝摄取足够的营养成分，宝宝就能长得健康、聪明。

婴幼儿的生理特点

抵抗力较弱：婴幼儿的身体器官尚未发育健全，抵抗力比较弱，如果不适当补充营养的话，很容易受到病毒细菌的侵袭，引发各种疾病。

大脑发育快：婴幼儿脑细胞数量急剧增长，神经髓梢形成并且进一步发育，此时要多补充有益于脑部发育的营养素。

骨骼发育关键期：0～3岁是骨骼发育的关键期，这个阶段的骨骼发育将决定未来的骨骼健康。

婴幼儿营养特别关注

● DHA

DHA是脑细胞和神经系统发育不可或缺的营养物质，能帮助活化脑神经，有助于强健大脑功能。DHA还具有维护视网膜的功能，可保护婴幼儿的视力健康发展。富含DHA的食物主要有鳕鱼、带鱼、沙丁鱼等。

● 蛋白质

蛋白质是身体细胞的重要组成成分，肌肉、骨骼、内脏、大脑、毛发、皮肤、血液等都离不开蛋白质。充足的蛋白质可以促进婴幼儿的生长发育和智力发育，提高免疫力。适合婴幼儿食用的富含蛋白质的食物有鸡蛋、奶粉、鸡肉、豆腐等。

● 钙

婴幼儿时期骨骼发育速度惊人，充足的钙质可以增强婴幼儿的骨骼强度，并且维护凝血机制，调节肌肉系统、神经系统、呼吸系统和循环系统的正常运作。富含钙质的食物有奶粉、牛奶、豆腐、虾皮、紫菜等。

● 维生素A、维生素D

维生素A有助于增强婴幼儿的免疫力，保护婴幼儿不受感冒病毒的侵袭；维生素D与钙质协同合作，有利于婴幼儿骨骼和牙齿的发育，预防软骨症的发生。富含维生素A的食物有胡萝卜、南瓜、玉米、西瓜等，蛋、奶、深海鱼中含维生素D比较多。

● 维生素C

维生素C具有保护血管的作用，为婴幼儿补充充足的维生素C，可以保护他们脆弱的血管，同时促进正常的生长发育。婴幼儿要补充维生素C可常食用菠菜、小白菜、橘子、猕猴桃等。

营养师叮咛

除以上营养素外，B族维生素、铁、卵磷脂也是婴幼儿不可缺少的营养素。尤其是B族维生素，如果体内缺乏它，宝宝会烦躁不安、夜晚哭闹，影响宝宝健康成长。

留心宝宝营养素缺乏的信号

如果我们缺乏营养学知识，宝宝喂养不够科学，可能会导致其缺乏某种营养素，甚至出现营养不良。下面列举一些宝宝经常出现的营养素缺乏症状，以便大家对照参考。

常见信号	可能缺乏的营养素
• 视力出现问题，在昏暗的灯光下看不清东西 • 眼睛干燥，经常眨眼睛	维生素 A
• 宝宝出牙比较晚、囟门闭合迟 • 宝宝会走路晚，会说话迟 • 宝宝长得慢、头发较少 • 睡觉盗汗，出现枕秃	钙、维生素 D、锌
• 经常出现口角炎、口腔溃疡、地图舌等 • 宝宝消化能力差，经常恶心呕吐、腹泻或便秘	B 族维生素、烟酸
• 宝宝经常牙龈出血 • 宝宝毛发干枯、易烦躁且体重增长缓慢 • 免疫力低下，经常感冒	维生素 C
• 宝宝挑食、厌食，食量很少 • 有异食癖，如吃泥土、纸张、头发、墙灰等 • 指甲出现白斑，手指长倒刺	锌
• 嘴唇、眼结膜、口腔黏膜颜色苍白 • 指甲盖不平整，或有白斑，或出现凹陷 • 经常头晕，注意力不集中	铁
• 宝宝常出现腹泻、便秘、消化不良等肠道问题	膳食纤维

营养师叮咛

　　只要宝宝胃口好，饮食均衡合理，一般不会营养不良。如果宝宝常偏食、挑食或贪吃零食，有可能导致营养不良。对于这样的孩子，家长要密切关注其生长发育情况，早日发现营养素缺乏征兆，并尽早解决。

不可不知的婴幼儿饮食细节

● 母乳是最佳食物

　　1岁以内的婴幼儿应该以母乳或配方奶为主，不过母乳是宝宝最好的食物。母乳易消化、好吸收，含有免疫物质，经济、卫生又安全。选择配方奶粉的关键是要选择适合宝宝的，比如：如果宝宝容易腹泻，可选择不含乳糖配方的奶粉；如果宝宝缺铁，可选择高铁奶粉。

● 辅食要少盐、少油、低糖

宝宝6个月后可以添加辅食。辅食起初最好做成泥状、蓉状、糊状等，之后逐渐放大食物的形状，锻炼宝宝的咀嚼能力。谨记宝宝的食物一定要少盐、少油、低糖。

● 忌常吃稀饭、面汤

家长不要因为宝宝的咀嚼能力不强，就只给宝宝吃稀饭、面汤、米粉、泥类等食物。这些食物含水分多，热量低，含钙、铁、锌等营养素有限，长期吃有可能让宝宝缺乏营养，并且不利于锻炼宝宝的咀嚼能力。

● 忌给宝宝喝碳酸饮料

碳酸饮料中含有大量的色素、添加剂、糖等物质，对宝宝的健康危害很大，家长千万不要给宝宝喝碳酸饮料。白开水是最好的补水选择，另外，鲜榨果汁、煮水果水、煮蔬菜水等也可以适量喝一些。

● 不宜喝鲜牛奶、酸奶

1岁以内的宝宝不宜喝鲜牛奶和酸奶，因为鲜牛奶不易消化，易加重宝宝的肾脏负担；酸奶容易刺激肠胃，引发肠道疾病。

● 定时、定量、定点

宝宝满1岁后，我们应帮助宝宝逐渐养成定时、定量、定点的饮食习惯，不仅三餐的时间相对固定，正餐之间的加餐也需要安排好时间。

幼儿一周营养配餐方案（适合 2 ~ 3 岁幼儿）

时间	早餐	上午加餐	午餐	下午加餐	晚餐
星期一	配方奶 玉米发糕	双黄苹果羹	牛肉胡萝卜包子 萝卜丝汤	面包片 草莓	瘦肉菠菜小馄饨
星期二	鸡蛋软饼 大米红豆粥	芒果	肉末茄丁 番茄面条汤	饼干 鸭梨	三文鱼小米粥 蔬菜寿司
星期三	金银花卷 豆浆	配方奶 饼干	软米饭 香菇炒菜花 猪蹄汤	蔬菜汁 绿豆糕	番茄鸡蛋面

（续表）

时间	早餐	上午加餐	午餐	下午加餐	晚餐
星期四	配方奶 枣泥玉米发糕	猕猴桃	红枣红薯饭 西芹炒虾仁 紫菜蛋花汤	苹果沙拉 蜂蜜蛋糕	茄丁肉丝面
星期五	配方奶 豆腐末菜粥	豆浆 豆沙包	鸡蓉豆腐 什锦炒面	鲜橘汁 饼干	香菇肉末面片
星期六	蛋羹 果酱面卷	配方奶 面包片	软米饭 排骨炖海带丝汤 炝炒土豆丝	圣女果 面包片	瘦肉冬瓜小饺子 小米粥
星期日	千层饼 豆浆	番茄胡萝卜汤	软米饭 鱼香蒸蛋 油菜炒木耳	花生核桃酥 香蕉	瘦肉白菜小包子 冬瓜肉丸汤

【营养食谱推荐】

红枣红薯饭

材料： 大米200克，红薯100克，红枣50克。

做法：

❶ 将大米洗净，浸泡30分钟；红薯去皮洗净，切丁；红枣用温水浸泡，去核洗净。

❷ 将大米、红薯、红枣连同浸泡大米的水一起放入电饭锅内，按下开关开始煮饭。

❸ 煮好后立即搅拌，盛入碗中即可。

双黄苹果羹

材料： 玉米粉100克，黄豆粉30克，苹果200克，白糖适量。

做法：

❶ 玉米粉和黄豆粉分别用凉开水搅拌均匀，制成糊状；苹果洗净，去皮、去核，切丁。

❷ 锅中加适量清水，烧开后倒入玉米糊和黄豆糊，搅拌均匀。

❸ 将苹果丁倒入锅中，加适量白糖调味，继续煮沸即可。

三文鱼小米粥

材料：三文鱼肉200克，小米100克，香菜、料酒、盐各适量。

做法：

❶ 将三文鱼肉洗净后切成丁，加料酒、食盐搅拌均匀，腌制片刻。

❷ 香菜洗净后切末；小米洗净后用清水浸泡20分钟。

❸ 锅中加适量清水，倒入小米和泡米的水熬煮成粥。

❹ 待粥熟之后倒入三文鱼丁，继续煮熟，出锅前撒上香菜末，加适量盐调味即可。

鱼香蒸蛋

材料：鸡蛋1个，鳕鱼25克，火腿1/4片，豌豆苗少许，牛奶、高汤各适量。

做法：

❶ 将豌豆苗洗净，取上端约5厘米长的部分备用。

❷ 将鸡蛋、牛奶用高汤搅拌均匀。

❸ 分别将鳕鱼和火腿切成丁，放入打好的牛奶蛋液中，盛入碗内，上锅蒸10分钟。

❹ 最后撒上豌豆苗，加热半分钟后关火，再闷1分钟即可。

鸡蓉豆腐

材料：嫩豆腐100克，鸡肉50克，鸡蛋1个，细油菜丝、细火腿丝适量，淀粉、盐、植物油各适量。

做法：

❶ 先把鸡肉剁成泥，加上蛋清和少许淀粉一同搅拌成鸡蓉。

❷ 把嫩豆腐用开水烫一下，压成泥。

❸ 锅里放入适量植物油，待油烧至五成热，放入豆腐泥翻炒，再放入鸡蓉，加入适量盐翻炒。

④ 最后撒上细火腿丝和细油菜丝，炒熟即可。

炝炒土豆丝

材料：土豆200克，植物油25克，酱油、盐、醋各适量。

做法：

① 土豆洗净削皮，用擦子擦成细丝。

② 把土豆丝放盆里，加清水没过土豆丝，加适量醋和盐，浸泡五分钟，捞出沥水。

③ 锅中加少许植物油，放入土豆丝大火翻炒，土豆丝快熟时放入酱油、醋、盐，略炒一下出锅即可。

冬瓜肉丸汤

材料：冬瓜200克，五花肉100克，姜5克，淀粉、盐各适量。

做法：

① 将冬瓜去皮去瓤，洗净后切成块；姜洗净后切成末。

② 五花肉洗净后剁成末，加淀粉、盐一起搅拌均匀，搓成小肉丸。

③ 锅中加适量清水，烧开后下肉丸子煮熟，然后再放入冬瓜，撒入姜末，加盐调味，继续煮熟即可。

番茄胡萝卜汤

材料：番茄150克，胡萝卜100克，盐适量。

做法：

① 将胡萝卜洗干净去皮，磨成泥。

② 将番茄在温水中浸泡，把番茄的皮去掉，再搅拌成汁。

③ 锅中加适量水，等水沸腾后放入胡萝卜泥和番茄汁，用大火煮开，熟透后加盐调味即可。

儿童营养，每一步都很重要

儿童期（3 ~ 12岁）的孩子生长发育速度趋于平稳，体力活动增多，智力发育加速，并且要为即将到来的青春期迅猛发展储备营养，因此家长不能在此时放松孩子的饮食营养需求。

儿童的生理特点

学龄前儿童（3 ~ 6岁）：与婴幼儿相比，学龄前儿童的体格发育速度相对减慢，但仍然保持着稳步增长。他们的消化系统与免疫系统还没有发育成熟，因此这个时期特别容易受到病毒的侵袭。

学龄期儿童（7 ~ 12岁）：这段时期，孩子身高体重有所增长，身体各个器官也开始分化与成熟，脑部发育大致完成；但是学龄期儿童上学后每天需要消耗的体力与脑力比较多，相应的营养需求也更多。因此，均衡营养是学龄期儿童必需的。

儿童营养特别关注

● 卵磷脂

卵磷脂是脑组织的重要构成物质，可以促进大脑的神经系统发育与脑容积增长，可以为大脑提供充足的信息传导物质，提高脑细胞的活化程度。摄入充足的卵磷脂可以提高儿童的记忆力和智力水平。富含卵磷脂的食物有核桃、鸡蛋、鱼类、大豆等。

● 维生素A

儿童如果缺乏维生素A，会导致视力下降、诱发近视，并有生长发育迟缓等症状出现。补充维生素A，儿童可以多吃猪肝、鸭肝、胡萝卜、西蓝花、玉米等。

● 维生素B₁

　　维生素B_1能保证神经细胞和心肌细胞的热量供给，帮助学龄期儿童记忆与思考。维生素B_1摄取不足的儿童容易出现精神不佳、记忆力减退等症状。富含维生素B_1的食物有芝麻、花生、燕麦、鸡肉、苹果等。

● 维生素C

　　维生素C可以促进抗体的形成，帮助学龄前儿童提高抵抗疾病的能力。维生素C还可以促进学龄前儿童的大脑发育，维生素C摄取充足的儿童思维更加敏捷。儿童摄取维生素C可以多吃新鲜蔬菜和水果。

● 钙

　　学龄前儿童牙齿与骨骼的发育速度很快，需要补充大量的钙质才能满足身体发育需求，经常食用含钙丰富的食物可以帮助儿童长高长壮。富含钙质的食物有海带、木耳、虾、牛奶等。

● 脂肪

　　脂肪能为儿童提供充足的热量，帮助孩子生长发育；其中必需脂肪酸的提供，保证了免疫系统和大脑的正常运转。儿童平时可多吃深海鱼类，以及腰果、花生等坚果。

不可不知的儿童饮食细节

● 避免油腻、酸辣食物

　　学龄前儿童吃的食物已经接近成年人水平，主食可以吃普通米饭，菜肴跟成人一样，但仍要避免过于坚硬、油腻或酸辣的食物。

● 控制热量摄入

　　学龄期是儿童最易变胖的时期，务必注意控制儿童的饮食，尽量少吃各种快餐及油炸、高糖食品。

● **忌滥用保健品**

即使儿童存在着挑食、偏食、生长速度慢等情况，也不能盲目地补充保健食品。如果有必要，最好是在医生的指导下合理服用，不能盲目相信广告和网络媒体的宣传。

● **忌偏信儿童"专供食品"**

现在市面上有许多儿童牛奶、饼干、小馒头、挂面等，有的家长认为这样的食品营养更高、更适合孩子。其实，这些食物可能添加了某些营养成分，但由于含量低，很难起到改善营养的作用；而且，"儿童专供"食品与普通食品在食品添加剂使用方面的要求和规定没有差别，并不一定是真的健康食物。因此，家长不可盲目偏信儿童"专供食品"。

营养师叮咛

在给儿童买食品时应学会看配料表，选择少糖、少油、少盐的；同时还要看营养标签，一般来说，高蛋白、低脂肪、低钠的食品都较为健康。

儿童一周营养配餐方案

时间	早餐	上午加餐	午餐	下午加餐	晚餐
星期一	鸡蛋饼 豆浆	果酱包	米饭 香菇油菜 排骨豆腐汤	苹果 酸奶	红烧牛肉面 凉拌土豆丝
星期二	荷包蛋 三鲜小馄饨	拔丝红薯	花卷 木耳炒猪肝 番茄鸡蛋汤	椰汁	胡萝卜馅饼 肉末鸡肉粥
星期三	小花卷 黑芝麻牛奶粥	牛奶	二米饭 牛肉炖土豆	蛋糕 香蕉	番茄汁烩肉饭 冬瓜海带汤
星期四	小白菜馅包子 牛奶	雪梨	鸡蛋炒饭 番茄黄豆牛腩汤	银耳红枣羹	米饭 肉末豆腐
星期五	胡萝卜牛肉馅饼 牛奶	饼干 鲜果汁	奶香馒头 双蔬煎鱼块 紫菜鸡蛋汤	小面包 猕猴桃	软米饭 红烧茄子

（续表）

时间	早餐	上午加餐	午餐	下午加餐	晚餐
星期六	香菇蒸饭 红枣莲子汤	煮紫薯	牛肉馅饼 海带鱼头汤	酸奶	番茄虾仁饺子
星期日	鸡蛋 鸡肝胡萝卜粥	木瓜	米饭 丝瓜炒鸡蛋 虾仁青菜汤	水果沙拉	二米饭 清蒸鲈鱼

【营养食谱推荐】

番茄汁烩肉饭

材料： 白米饭100克，番茄20克，胡萝卜10克，青椒10克，鸡肉20克，高汤、植物油、盐各适量。

做法：

❶ 番茄洗净去皮，切碎；青椒、胡萝卜分别洗净，切碎；鸡肉洗净，切成小肉丁。

❷ 锅置于火上，加入植物油，烧至七成热，放入鸡肉煸炒一会儿，再放入番茄、胡萝卜、青椒炒至半熟，最后加入白米饭一起翻炒。

❸ 加适量高汤一起煮，加少许盐调味，盛入盘中即可食用。

黑芝麻牛奶粥

材料： 鲜牛奶200克，黑芝麻25克，大米10克，白糖适量。

做法：

❶ 大米洗净，倒入清水中浸泡1小时；黑芝麻洗净备用。

❷ 锅中加适量清水，倒入大米，大火煮沸后改小火熬煮，直至米熟粥黏稠。

❸ 将鲜牛奶倒入锅中，改中火煮沸，加少许白糖调味，最后撒上黑芝麻即可。

鸡肝胡萝卜粥

材料： 胡萝卜50克，鸡肝100克，大米100克，盐适量。

做法：

❶ 鸡肝洗净，切片，倒入沸水锅中氽烫，捞出沥去水分。

② 胡萝卜洗净，切丁；大米洗净，放清水中浸泡30分钟。

③ 锅中加适量清水，倒入泡好的大米，用大火煮沸后改小火熬煮成粥。

④ 将鸡肝片倒入锅中，煮15分钟，倒入胡萝卜丁，加适量盐调味，继续煮10分钟即可。

番茄虾仁饺子

材料： 面粉400克，番茄300克，虾仁100克，鸡蛋3个，葱花、姜末、植物油、香油、盐各适量。

做法：

① 番茄洗净，切小方块；虾仁洗净，去虾线，加入姜末、盐腌30分钟。

② 鸡蛋打入碗中搅散，下油锅炒熟切碎，放入碗中，加入葱花、盐、香油拌匀备用。

③ 面和好，醒15分钟，反复揉匀，制成剂子，擀成饺子皮。

④ 饺子皮中包入适量番茄块、虾仁、炒鸡蛋，包好后入沸水锅中煮熟即可。

木耳炒猪肝

材料： 猪肝250克，干木耳25克，葱末、姜丝、水淀粉、植物油、香油、黄酒、盐各适量。

做法：

① 将干木耳用冷水泡发，拣去杂质撕成小朵，洗净备用。

② 猪肝洗净后切薄片，用水淀粉勾芡，放热水中汆一下，沥干水分。

③ 锅内放植物油烧热，下猪肝片翻炒数下，加黄酒、葱末、姜丝、盐，把猪肝煸炒至熟透。

④ 放入准备好的木耳，继续炒至木耳熟透，出锅前撒少许香油即可。

双蔬煎鱼块

材料： 草鱼250克，甜椒50克，香菇50克，葱末、姜片、植物油、料酒、盐各适量。

做法：

❶ 草鱼处理干净后，切块，放入葱末、姜片，加适量料酒和盐拌匀，腌制10分钟。

❷ 甜椒洗净，去子，切菱形块；香菇洗净，切成两半。

❸ 锅中加植物油烧热，放入草鱼块，小火煎至两面金黄，盛出。

❹ 锅中留底油烧热，倒入甜椒、香菇炒熟，加适量盐调味，倒入煎好的草鱼块，翻炒均匀即可。

排骨豆腐汤

材料： 排骨200克，豆腐200克，小白菜100克，葱末、姜末、高汤、植物油、料酒、盐各适量。

做法：

❶ 排骨洗净，斩成5厘米长的块，放入沸水锅中余水，去掉血污。

❷ 豆腐切成长方块，放入沸水焯一下，沥干水分；小白菜洗净。

❸ 锅中加植物油烧热，下入葱末、姜末煸炒，烹入料酒，加入高汤，放入排骨块、豆腐块，烧开后改小火将排骨炖烂，加入盐调味，放入小白菜再炖片刻即可。

番茄黄豆牛腩汤

材料： 牛腩300克，番茄150克，黄豆150克，洋葱50克，胡椒粉、高汤、植物油、盐各适量。

做法：

❶ 牛腩洗净，切块，放入凉水锅中烧开，撇去浮沫，捞出。

❷ 黄豆泡好后放入沸水中煮一下；番茄去皮洗净，切块；洋葱洗净，切块。

❸ 锅中加植物油烧热，放入番茄块炒至糊状，加入高汤、牛腩块，慢火烧至肉质熟烂，放入洋葱块、黄豆，煮出香味，加入盐、胡椒粉调味，待汤汁浓稠时，装碗即可。

青少年营养，提供足够热量是关键

青少年时期（青春期）是人生第二个生长发育的高峰。此阶段的孩子对各种营养素的需要量骤增，对热量的需要达到高峰。因此，对青少年来说，首先要保证足够的饭量，这才能提供足够的热量；当然，蛋白质、维生素、矿物质也是必不可少的。

青少年的生理特点

体重和身高猛增：此阶段的孩子身高体重增长显著，一般身高会增长28 ~ 30厘米，体重增加20 ~ 30千克，基本上达到成人的身高和体重标准。

功能逐渐健全：在身体外形变化的同时，青少年的身体内部功能也迅速发展起来，尤其是心血管系统和呼吸系统逐渐健全起来，大脑与神经系统高度发达。

第二性征发育：青春期也是生殖系统成熟的时期，青少年开始第二性征发育。男孩主要表现为肌肉发达、骨骼变硬、喉结突出、声音变粗等，女孩表现为胸部发育、月经初潮、皮肤更加光滑、身材趋于丰满等。

青少年营养特别关注

● **优质蛋白质**

青少年所需的蛋白质含量远远超过成年人。提供给青少年的蛋白质不仅要求数量充足，而且质量要上乘，动物性食物、豆类等都富含优质蛋白质。此外，胶原蛋白对骨骼的发育也起着重要的作用，青少年可适当吃一些猪蹄、肉皮、鱼类等。

● **脂肪、碳水化合物**

青少年的热量供给应高于成人。碳水化合物是最经济的热量来源，脂肪也是人体热量的一大来源。因此，青少年要注意适量补充脂肪和碳水化合物，不要为了保持体重而拒绝肉类和主食。

● 钙

青少年时期是决定身高的重要时期，日常饮食中青少年必须补充足够的钙质，以促进骨骼生长发育。青少年可以多吃一些奶制品、排骨、虾皮、鸡蛋、鱼类、豆制品等富含钙质的食物。

● 锌

锌具有促进性器官正常发育及保持正常性功能的作用，能帮助性成熟。因此青少年平时要多吃一些动物肝脏、牡蛎、瘦肉、南瓜子、核桃等富含锌的食物。

营养师叮咛

青少年还要注意补充 B 族维生素、维生素 E、铁等。女孩进入青春期之后，由于月经来潮，身体对铁的需求增多，应该通过食物多补充铁质，以免出现贫血症状。

不可不知的青少年饮食细节

● 别忽视了蔬菜、水果

很多家长为了让青少年长得高大结实，一味地给他们提供动物性食物，殊不知这样很容易造成营养失衡。青少年日常饮食中要粗细兼备、荤素搭配，多吃新鲜蔬果，做到膳食均衡。

● 避免过度节食

有一些青少年为了保持完美身材而刻意节食，这样会造成蛋白质摄取不足，导致体重过轻、抵抗力下降，以及成长发育缓慢。

● 不可盲目食用补品

有些家长为了让自己的孩子长得更高、更聪明，不惜重金购买高级补品。要知道有些补品中含激素类物质，会诱发肥胖、高血压、性早熟等。因此，不要盲目给孩子食用补品，每天为孩子安排平衡合理的饮食，才是帮助其健康生长的最佳方式。

● 少吃高脂肪食物及甜食

青少年的日常饮食应尽量少摄取高脂肪食物及甜食，如肥肉、肥肠、巧克力等，以免热量过剩，造成体重超标。

● 注意多补充水分

青春期基础代谢增强，平时应补充水分来维持体液的均衡。白开水、淡茶水、绿豆汤都是补充水分的良好来源，咖啡、可乐、雪碧等饮料则不建议饮用。

营养师叮咛

青少年不宜整天待在家里，应多参加室外活动、多晒太阳。这有助于身体吸收更多的钙质，促进骨骼的发育，有助于长高。

青少年一周营养配餐方案

时间	早餐	上午加餐	午餐	下午加餐	晚餐
星期一	五谷豆浆 荷包蛋	苹果	米饭 洋葱炖牛肉 萝卜汤	椰汁	馒头 凉拌猪耳朵 小米粥
星期二	八宝粥 红枣小米发糕	牛奶	米饭 肉片炒青椒 三鲜鸡片汤	酸奶	馒头 香菇炒油菜 八宝粥
星期三	牛奶 蜂蜜蛋糕 煮鸡蛋	核桃	馒头 清蒸草鱼 蒜蓉油菜	西瓜	小米面窝头 玉米红豆粥 肉末烧豆腐
星期四	素菜包子 香菇瘦肉粥	火龙果	米饭 芹菜炒牛肉 菠菜虾皮汤	桃子	馒头 凉拌土豆丝 海带瘦肉粥
星期五	小米粥 牛肉馅饼	橘子	馒头 莴笋炒肉片 番茄鸡蛋汤	豆奶粉	馒头 肉末西蓝花 大米粥

（续表）

时间	早餐	上午加餐	午餐	下午加餐	晚餐
星期六	紫菜蛋花面条	雪梨银耳羹	米饭 红烧鸡翅 清炒西蓝花	面包 蔬果汁	青椒肉丝面
星期日	豆奶粉 全麦面包 鸡蛋羹	蛋糕 牛奶	米饭 红烧猪蹄 酸辣汤	水果沙拉	油酥饼 香椿拌皮蛋豆腐 鸡蛋汤

【营养食谱推荐】

香菇鸡肉粥

材料： 香菇50克，鸡脯肉50克，大米100克，植物油、味精、盐各适量。

做法：

❶ 香菇洗净，切成丁；鸡脯肉洗净，剁成末；大米洗净，清水浸泡半小时。

❷ 炒锅加植物油烧热，倒入鸡肉末、香菇丁一起翻炒，加味精、盐调味后盛出。

❸ 锅中加适量清水，倒入大米，大火煮沸后改小火熬至米熟烂，放入炒好的香菇鸡肉末，再次煮沸后即可。

海带瘦肉粥

材料： 海带（鲜）50克，猪瘦肉50克，大米200克，淀粉、胡椒粉、料酒、味精、盐各适量。

做法：

❶ 海带洗净，切成小丁；大米洗净，清水浸泡半小时。

❷ 猪瘦肉洗净，切片，加淀粉、料酒、味精搅拌均匀，腌制片刻。

❸ 锅中加水，倒入大米，用大火煮沸后倒入腌好的肉片和海带，改小火熬煮至米熟肉烂，加胡椒粉、盐调味即可。

芹菜炒牛肉

材料：牛肉300克，芹菜150克，植物油、葱花、姜丝、淀粉、蛋液、高汤、味精、盐各适量。

做法：

❶ 牛肉洗净切丝，加淀粉、蛋液、水拌匀，腌制15分钟，下锅过油后捞出。

❷ 芹菜择洗干净，取茎部切成长段。

❸ 锅内留植物油少许，下葱花、姜丝爆锅，加入芹菜、高汤煸炒至熟，放入牛肉丝，加盐、味精调味，大火快速煸炒片刻，装盘即可。

香椿拌皮蛋豆腐

材料：嫩豆腐200克，皮蛋1个，香椿芽50克，香油、盐各适量。

做法：

❶ 将嫩豆腐切成小丁，放入沸水中焯水，捞出，沥水放盘中。

❷ 皮蛋去皮，洗净，切小块。

❸ 香椿芽放入碗中，加少许盐，倒入开水盖好，泡约5分钟取出，去根切成末；把香椿末、盐、香油放小碗中，加少量冷开水搅匀，倒入嫩豆腐中即可。

红烧鸡翅

材料：鸡翅70克，木耳10克，青蒜10克，葱花、姜末、酱油、料酒、植物油、盐各适量。

做法：

❶ 鸡翅处理干净，剁成小块；木耳泡发，撕成小片；青蒜洗净，切成小段。

❷ 锅中下植物油烧热，放入鸡翅煎成金黄色，撒入葱花、姜末，加水大火烧开。

❸ 烹入料酒和酱油，烧熟，放入木耳、青蒜，加盐调味，大火收汁即可出锅。

肉末烧豆腐

材料：豆腐85克，猪瘦肉10克，葱花、姜末、酱油、水淀粉、植物油、盐各适量。

做法：

❶ 豆腐洗净，切成小四方块；猪瘦肉洗净，剁成末。

❷ 锅中放入植物油烧热，放姜末炝锅，放入猪瘦肉末炒熟，加适量水大火烧开。

❸ 放入豆腐煮至熟透，加少许盐、酱油调味，水淀粉勾芡，撒上葱花即可出锅。

三鲜鸡片汤

材料：木耳30克，冬笋50克，火腿80克，鸡脯肉150克，鸡汤、鸡油、料酒、味精、盐各适量。

做法：

❶ 将木耳泡发后洗净捞出，沥去水分备用。

❷ 冬笋洗净后切片；火腿切片；鸡脯肉洗净，切片备用。

❸ 锅中加适量鸡汤、料酒和盐煮沸，撇去浮沫。

❹ 将鸡肉片、冬笋片、火腿片、木耳倒入锅中，煮至鸡肉发白，加适量鸡油和味精调味即可。

鱿鱼山药汤

材料：鱿鱼300克，山药100克，柠檬汁、鱼露、料酒、酱油、味精、盐各适量。

做法：

❶ 山药去皮洗净，切片，放入清水中浸泡；鱿鱼洗净切条，倒入沸水中汆烫1分钟，捞出沥去水分。

❷ 锅中加适量清水，放入山药片，加适量柠檬汁、鱼露、料酒、酱油一起煮至熟烂。

❸ 将鱿鱼条倒入锅中，煮熟后加适量味精和盐调味即可。

女性营养，不同阶段不一样的需求

女人一生要经历青春期、孕产期、更年期等特殊时期，不同阶段的女性生理和心理都会发生一些变化。其实不管哪个年龄段，均衡的饮食习惯都非常重要；但每个阶段的女性有各自特殊的营养需求，吃得对才能让自己健康美丽。

女性的生理特点

青春期女孩：女孩进入青春期后，除了外形发生很大变化，生殖系统也逐步发育成熟。此阶段女孩要注意营养的补充，否则可能会导致身体发育不全，影响一辈子的健康。

孕产期女性：怀孕后女性生理状态有较大的变化，以适应孕期胎儿成长发育的需要，此时要兼顾自身和胎儿的营养。产后女性由于身体虚弱、哺乳婴儿等，需要在正常饮食的同时添加多种营养素。

更年期女性：女性到了更年期，由于雌激素分泌减少，内分泌逐渐失调，经常出现全身乏力、潮热盗汗、心烦易怒、耳鸣、失眠、头晕、胸闷、皮肤干燥等症状。此阶段需要清淡饮食来帮助缓解更年期症状。

女性营养特别关注

● **脂肪**

处于生长发育期的女孩需要大量的脂肪，脂肪不仅有助于生长发育，还能增加皮肤的弹性，保持女性特有的曲线美。此外，女孩月经初潮、性器官的发育也都少不了脂肪的参与。青春期女孩摄取脂肪可以吃一些坚果、蛋、奶等。

专家提醒

女孩青春发育期仍然没有月经初潮出现，或月经周期紊乱，可能是缺乏必需脂肪。

● **叶酸**

怀孕女性应注意补充叶酸，叶酸能帮助补充孕妇的体力，有助于增强免疫力；对胎儿健康也极有好处。多吃一些绿叶蔬菜及水果，可以有效补充叶酸。

● **铁**

胎儿需要从母体中吸收铁、蛋白质等营养，所以孕期女性铁的消耗量会有所增加。由于分娩时大量失血及产后哺乳宝宝，也很容易造成女性身体缺铁。因此，怀孕、产后女性都应该注重补充铁元素，平时适当多吃鸡蛋黄、木耳、红枣、猪血、动物肝脏等。

● **天然雌激素**

雌激素会随着年龄增长而减少分泌，进入更年期的女性体内雌激素水平下降，会导致潮热盗汗、腰酸背痛、骨质疏松、皮肤无光泽、焦虑抑郁等。因此更年期女性不妨多补充天然雌激素，比如大豆异黄酮。

● **钙、硼**

更年期女性补充钙能避免因为激素分泌不足导致的各种情绪暴躁或焦虑症状，并且充足的钙质也能缓解骨质疏松。更年期女性也可以多补充硼，以防止体内雌激素含量下降。

● **维生素B_1**

维生素B_1能维护神经系统的正常运作，能有效安抚情绪，补充充足的维生素B_1有助于缓解疲倦、暴躁、失眠等症状。更年期女性应多吃富含B族维生素的食物，比如粗粮、豆类、坚果、瘦肉等。

不可不知的女性饮食细节

● 多吃豆类食物

大豆中含有的大豆异黄酮与雌激素有相似的结构，能调节激素水平，使女性保持年轻，还能推迟更年期，缓解更年期症状。因此女性平时应多吃豆类及豆制品，比如黄豆、黑豆、豆腐、豆浆、豆皮等。

● 忌喝浓茶咖啡

更年期女性尽量不要吸烟，也不要饮酒、喝咖啡、喝浓茶，以免加重更年期不适症状，可以多吃一些莲子、百合、小米、酸枣等有安心宁神作用的食物。

● 避免全素食

很多减肥的女性崇尚素食，其实吃素食是有讲究的，如果没有科学合理的营养搭配，很可能导致蛋白质、脂肪、铁、钙等的缺乏。饮食量小的女性，长期吃素会导致内分泌失调，出现月经不调、闭经，甚至不孕。

成年女性一周营养配餐方案

时间	早餐	上午加餐	午餐	下午加餐	晚餐
星期一	燕麦粥 煮鸡蛋 牛奶	坚果	米饭 清炒菠菜 红枣排骨汤	苹果	米饭 香菇油菜 家常豆腐
星期二	鲜肉包 豆浆	鲜枣	五谷米饭 清炒四季豆 鸡血青菜汤	猕猴桃 核桃	小米粥 山药炖鸡块
星期三	红薯稀饭 荷包蛋 拌黄瓜	酸奶	馒头 番茄丝瓜炒蛋 清蒸鲈鱼 油菜猪肝汤	煮麦片	馅饼 清炒油麦菜 黑芝麻山药羹
星期四	三鲜包 煮鸡蛋 核桃牛奶饮	橘子	二米饭 香菇油菜 猪蹄黄豆汤	香蕉	芝麻酱花卷 青菜疙瘩汤

（续表）

时间	早餐	上午加餐	午餐	下午加餐	晚餐
星期五	小米发糕 红豆百合山药粥	饼干	米饭 胡萝卜炒牛肉 酸辣土豆丝 紫菜蛋花汤	木瓜	小花卷 红枣桂圆粥 西葫芦炒蛋
星期六	紫米馒头 豆腐脑	蒸紫薯	米饭 红烧三文鱼 蒜蓉西蓝花 油菜汤	樱桃草 莓汁	肉丝炒面 莲子银耳汤
星期日	小白菜蘑菇粥 煮鸡蛋	香蕉	米饭 黑豆煲鲤鱼 干煸四季豆	小面包	蒸南瓜 紫米粥

【营养食谱推荐】

核桃牛奶饮

材料：核桃仁30克，山楂20克，甜杏仁15克，牛奶200毫升，冰糖适量。

做法：

❶ 核桃仁洗净，压碎，研磨成末；山楂洗净，去核，切片；甜杏仁去皮，研成粉末。

❷ 将牛奶放入炖锅内，加入核桃仁碎、山楂片、甜杏仁粉、冰糖，用中火烧沸。

❸ 转小火煮5分钟，倒入杯中，待稍凉时即可饮用。

樱桃草莓汁

材料：樱桃、番茄60克，草莓100克，柠檬汁15克。

做法：

❶ 樱桃洗净，去梗去核；番茄洗净，去皮；草莓洗净，去蒂。

❷ 将樱桃、番茄、草莓及适量凉开水一起倒入榨汁机中，启动榨汁

机，榨成果汁。

❸ 将榨好的果汁倒入杯中，加柠檬汁调味即可饮用。

黑芝麻山药羹

材料： 黑芝麻40克，山药60克，白糖适量。

做法：

❶ 黑芝麻淘洗干净，放锅内用小火炒香，研成细末。

❷ 山药洗净，去皮，上锅蒸熟，放碗中压成泥。

❸ 锅内加入适量清水，大火烧沸，将黑芝麻粉和山药泥慢慢加入沸水锅内，同时放入白糖，不断搅拌，煮2分钟即可。

红豆百合山药粥

材料： 红豆50克，山药1根，薏米100克，百合20克，冰糖适量。

做法：

❶ 红豆、薏米、百合分别洗净，用清水浸泡2小时。

❷ 山药洗净，去皮，切块，用清水浸泡片刻。

❸ 锅中加适量清水，放入红豆、薏米和百合，煮至所有食材熟烂，放入山药，煮至山药熟，再放入冰糖稍煮即可。

小白菜蘑菇粥

材料： 大米200克，蘑菇50克，小白菜100克，胡椒粉、盐各适量。

做法：

❶ 大米淘净，清水浸泡30分钟；小白菜洗净，切碎；蘑菇洗净，切片。

❷ 锅中加适量清水，大火煮沸，加入大米煮至米粒开花。

❸ 加入蘑菇片，煮至粥黏稠，加入小白菜煮软，再加入胡椒粉、盐调味即可。

番茄丝瓜炒蛋

材料：番茄2个，丝瓜1根，鸡蛋2个，植物油、胡椒粉、盐各适量。

做法：

❶ 番茄洗净，切块；丝瓜洗净，切块；鸡蛋打散，加适量盐搅匀。

❷ 锅中倒入植物油烧热，倒入鸡蛋液，炒至结块盛出。

❸ 锅中倒入植物油烧热，放入番茄、丝瓜炒软，加入适量清水，加盖焖煮2分钟；加入炒好的鸡蛋翻炒均匀，加入适量胡椒粉、盐即可。

黑豆煲鲤鱼

材料：鲤鱼400克，黑豆100克，红枣20克，姜片、味精、盐各适量。

做法：

❶ 将黑豆、红枣分别洗净，沥水；鲤鱼处理干净，切块。

❷ 锅中加适量清水，煮沸后倒入鲤鱼块焯一下，捞出。

❸ 砂锅中放入鲤鱼块、黑豆、红枣和姜片，加适量水，大火煮沸后改小火熬煮至豆熟鱼烂，加适量味精、盐调味即可。

莲子银耳汤

材料：银耳30克，莲子10克，枸杞子10克，醪糟200克，冰糖、蜂蜜各适量。

做法：

❶ 将莲子、银耳分别洗净，用清水浸泡变软；枸杞子洗净。

❷ 锅中加适量清水，放入莲子煮烂，再放入银耳、冰糖煮熟。

❸ 放入醪糟煮沸，放入枸杞子稍煮，最后放少许蜂蜜调味即可。

男性营养，重在强壮身体、提升精力

在身体保养方面，男性和女性有很大的差别，女性关心怎样才更年轻美丽，男性更关注的是身体强壮、精力充沛、充满阳刚之气。正是这样的差异，决定了他们的营养需求不一样。

男性的生理特点

青年男性的肌肉、骨骼、心血管系统、生殖系统等都已发育完善，进入成熟期和稳定期，因此健康状况良好，充满活力。一旦步入中年，男性的身体开始走下坡路。

基础代谢减慢：男性进入中年，身体的基础代谢率下降，因此食量并未增加，人却越长越胖，增加了罹患代谢性疾病的危险。

消化功能减弱：与青年时期相比，中年男性的消化能力下降了很多；再加上背负着重大责任，常工作紧张繁忙、饮食不规律，因此肠胃疾病高发。

心血管功能减退：心血管功能的最高峰出现在青春期的末期，此后就会随着年龄的增长而渐渐减退。首先心脏输出血液量逐年下降，其次人体对血压的反射性调节能力减退。

骨骼密度降低：与青年人相比，中年男性的骨骼密度有所降低，背部和下肢的肌肉强度也在减弱，各个关节也会出现不舒服的感觉，骨折和颈椎病等疾病的发生概率也大大提高了。

男性营养特别关注

● 维生素A

维生素A参与人体内的抗体产生，充足的维生素A有助于维持免疫系统功能正常，可预防心脏病和癌症。经常用电脑的中年男性更需要维生素A来保护视力，缓解眼疲劳。

● 维生素C

中年男性开始有老花眼及与胃肠相关的疾病，最好多补充维生素C，可以有效保护肝脏，并预防各种胃肠道疾病。多摄取维生素C也能保护眼睛，预防发生白内障。

● 镁

充足的镁元素可有效预防冠心病、高血压、高血脂、心肌梗死、糖尿病等疾病，帮助中年男性维持心脏、肌肉、血管的健康。另外，镁元素还有助于维持神经肌肉的兴奋性，让肌肉放松，缓解压力。因此，中年男性应多吃一些富含镁的食物，比如豆类、坚果、全麦粉、香蕉、苹果等。

● 锌

锌元素能够促进人体的新陈代谢，对中年男性保持正常的新陈代谢具有重大意义。此外，锌还具有保持前列腺、正常性功能的生理作用。要补充锌元素，中年男性可以常吃板栗、南瓜子等。

● 多酚、花青素等

多酚、花青素等植物化学物具有抗氧化的作用，能防止身体过早衰老。中年男性不妨多吃葡萄、苹果、茄子、卷心菜、五谷杂粮等。

不可不知的男性饮食细节

● 控制热量防发胖

中年男性很容易发胖，因此在饮食上要控制热量的摄入。选择食物时，应多倾向于低热量、高营养的食物，如鱼、虾、蛋、奶及豆类，避免吃油炸食品。

● 低脂、低糖饮食

为了防止年老以后出现心血管方面的疾病，从中年开始男性就要选择低脂饮食，减少饱和脂肪酸的摄取，要少吃动物脂肪、内脏、鱼子、贝类等含胆固醇比较多的食物，并且糖分和甜食的摄取要节制。

● **少喝酒应酬**

中年男性在外交际应酬多，喝酒在所难免，啤酒肚也就随之出现了。不能说完全不喝，但中年男性应少饮酒，每天喝啤酒不应超过750毫升，红酒不超过250毫升，白酒不超过50毫升。

营养师叮咛

中年进补能为老年时期的健康打下坚实基础。其实，进补与否是要具体问题具体分析的，当补则补。进补应在医生的指导下进行，切不可偏听偏信，滥食乱补，更不要迷信保健品。

成年男性一周营养配餐方案

时间	早餐	上午加餐	午餐	下午加餐	晚餐
星期一	馒头 皮蛋瘦肉粥 四川泡菜	菠萝	米饭 清蒸三文鱼 苦瓜炒鸭片 酸菜汤	蒸紫薯	发糕 茄子炒牛肉 凉拌空心菜 黑豆粥
星期二	咸花卷 芹菜拌香干 豆浆	牛奶	米饭 莴笋熘肉片 麻辣白菜卷 紫菜虾皮汤	苹果	玉米窝头 海带炖肉 三鲜豆腐
星期三	麦片小米粥 果仁面包 煮鸡蛋	猕猴桃	米饭 黄瓜拌海蜇 豌豆苗炒鸡丝 白菜豆腐汤	牛奶	花卷 素炒黄豆芽 糙米粥
星期四	千层糕 芋头粥 拌腐竹	蔬果汁	扬州炒饭 鸡杂炒四季豆 丝瓜粉丝汤	橘子	米饭 韭菜炒蛤蜊 山药油菜排骨煲
星期五	海米蔬菜饼 煮鸡蛋 豆浆	牛奶燕麦片	馒头 清蒸草鱼 素炒西蓝花	猕猴桃	虾仁炒面 蒜苗炒鸡蛋 牛肉羹

（续表）

时间	早餐	上午加餐	午餐	下午加餐	晚餐
星期六	番茄酱吐司 蔬菜沙拉 牛奶	核桃花生奶	米饭 辣子鸡丁 炖酥肉	雪梨 银耳羹	蛋煎牡蛎 肉丁洋葱烧豆腐 黑米粥
星期日	豆沙包 玉米红薯粥 凉拌三鲜	香蕉	米饭 番茄炒蛋 芋头炖排骨	苏打饼干	麻婆茄子饭 菠菜蛋花汤

【营养食谱推荐】

麦片小米粥

材料： 绿豆100克，燕麦片100克，小米50克，冰糖适量。

做法：

❶ 绿豆洗净，放入清水中浸泡2个小时；小米洗净，倒入清水中浸泡30分钟，捞出。

❷ 锅中加适量清水，倒入绿豆、小米、燕麦片，开大火煮沸后改小火熬煮成粥，加适量冰糖调味出锅即可。

海米蔬菜饼

材料： 虾皮50克，卷心菜500克，面粉500克，葱、姜、花椒粉、植物油、味精、盐各适量。

做法：

❶ 面粉中加适量清水，和成面团；虾皮洗净；葱、姜洗净后切末。

❷ 卷心菜洗净切碎，加少许盐腌制片刻，挤去水分；倒入虾皮，加葱姜末、花椒粉、味精、盐一起拌匀制成馅料。

❸ 将面团揉好，擀成面皮，包入馅料做成饼；锅中加植物油烧至四成热，放入馅饼，两面煎熟即可。

麻婆茄子饭

材料： 肉末、茄子各50克，米饭200克，葱姜末、郫县豆瓣酱、生抽、水淀粉、植物油、花椒油各适量。

做法：

❶ 茄子洗净切小段，入油锅炸透，沥去油。

❷ 锅入植物油烧热，加入葱姜末爆香，加入肉末略翻炒，加适量郫县豆瓣酱、生抽炒匀。

❸ 放入炸好的茄子，加少许水略煮一会儿，加入水淀粉，淋花椒油即成。

❹ 碗内盛入米饭，铺上茄子肉末，吃时拌匀即可。

麻辣白菜卷

材料：卷心菜500克，干红辣椒5个，花椒、花生油、盐各适量。

做法：

❶ 把卷心菜从根部整片掰下来，洗净沥水；干红辣椒洗净切成小节。

❷ 锅加花生油烧热，放入红辣椒、花椒炸出香味后，把卷心菜下锅煸炒，放盐稍炒。

❸ 待菜叶稍软，倒在碟中放凉，用手将菜叶卷成笔杆形，切成小节，码放在碟中即可。

鸡杂四季豆

材料：四季豆150克，鸡心50克，鸡肝50克，香菇50克，姜片、植物油、鸡精、盐各适量。

做法：

❶ 四季豆洗净切段，香菇洗净切片，鸡心、鸡肝洗净后切片。

❷ 锅中加植物油烧热，倒入四季豆段，翻炒至熟盛出。

❸ 另起锅加植物油烧热，放姜片炒香，倒入鸡心片、鸡肝片和香菇片，翻炒片刻，倒入四季豆，加鸡精、盐翻炒均匀即可。

三鲜豆腐

材料：豆腐150克，白菜心100克，高汤、葱末、姜末、植物油、香油、盐各适量。

做法：

❶ 将豆腐隔水蒸约10分钟，取出，沥干水分，切成片。

❷ 白菜心用手撕成块，放入沸水锅中焯烫一下。

❸ 炒锅加植物油烧热，加入葱、姜末炸出香味，放入高汤、豆腐、盐、白菜烧滚，撇去浮沫，淋上香油即可。

芋头炖排骨

材料：排骨400克，芋头200克，粉皮150克，植物油、葱姜片、香菜末、八角、生抽、盐各适量。

做法：

❶ 排骨洗净，斩成块，用水汆透；芋头刮去皮，洗净，切成块；粉皮泡软。

❷ 锅中加入植物油烧热，放入葱姜片、八角炸香，放入排骨、生抽煸炒，加适量水小火炖半小时。

❸ 放入芋头炖至熟烂，放入泡好的粉皮煮至入味，撒香菜末即可。

炖酥肉

材料：猪瘦肉500克，鸡蛋3个，木耳20克，葱段、姜末、植物油、花椒、高汤、淀粉、胡椒粉、酱油、盐各适量。

做法：

❶ 鸡蛋打入碗中，加入淀粉搅匀成蛋糊。

❷ 猪瘦肉洗净，切块，放盐，再放入蛋糊中裹匀。

❸ 锅中加植物油烧热，逐一放入裹蛋糊的肉块，反复炸两遍，捞出。

❹ 锅中放入高汤烧开，放入炸好的酥肉、葱段、姜末、花椒、胡椒粉、盐、酱油、木耳，汤开后转小火继续煮至肉烂即可。

老年人营养，全面均衡、对抗衰老

进入老年之后，人体的生理功能会呈现出各种弱化现象，神经、呼吸、消化系统及肌肉、骨骼都开始衰退。在饮食营养上，老年人比年轻人更需要均衡，而且要控制热量的摄入。

老年人的生理特点

抵抗力下降：老年人的生理功能慢慢退化，和年轻人相比，体质越来越弱，抵抗力也较差，容易受到病毒细菌的侵犯而生病。

神经组织衰退：人到老年，神经细胞数量逐渐减少，大脑重量也逐渐减轻，且大脑所需营养素的供给量和利用率下降，因此出现失眠、健忘、记忆力减退等。

心血管老化：随着年龄的增长，血管的弹性逐渐降低，老年人罹患高血压、脑出血、动脉硬化等疾病的风险大大提高了。

骨骼开始老化：年龄越大骨骼含钙量越低，相应地，骨骼的弹性和韧性也降低。这导致老年人成为骨质疏松和骨折的高发人群。

老年人营养特别关注

● 优质蛋白质

蛋白质是身体的建筑材料，所以为了防止肌肉衰退，老年人应该每天摄入足够的蛋白质。蛋白质还可以提高人体免疫力，帮助老年人抵御病毒细菌的侵袭。蛋奶类、鱼虾类、豆类等食物是优质蛋白质的主要来源。

● 维生素A、维生素E

老年人补充维生素A可以防治老花眼、夜盲症等。由于老年人抵抗力减弱，身体抗氧化能力也会减弱，多补充维生素A、维生素

E，能增强体内抗氧化能力，延缓衰老、预防各种慢性病。

● **钙**

老年人吸收利用钙质的能力逐渐下降，长期缺钙会导致骨质疏松。如果老年人平时多吃牛奶、豆类、海带、紫菜、芝麻酱等食物，能补充钙质，强健骨骼和牙齿。

● **硒**

硒作为一种抗氧化剂，不仅有助于老年人延缓衰老，还能有效地防癌抗癌。另外硒还具有保护视网膜和提高视力的功效，能有效防治白内障。因此，老年人不妨多吃蘑菇、大蒜、腰果、鱼虾等富含硒的食物。

● **ω-3脂肪酸**

ω-3脂肪酸属于多不饱和脂肪酸，具有保护心脏、降低血压和血脂的功效；同时它也是保持脑部、视网膜及神经系统健康必不可少的物质，有增强脑功能、防治老年痴呆和预防视力减退的作用。ω-3脂肪酸主要来源于深海鱼类、大豆等食物。

不可不知的老年人饮食细节

● **营养并非多多益善**

要想提高免疫力，加强营养是必需的，但营养的摄入并非多多益善，关键是全面且均衡。对于老年人来说，太多的营养摄入会加重身体负担，存积过多的脂肪反而对健康不利。

● **别只吃软烂食物**

老年人常因牙齿不好或消化功能减退，饮食以松软易吸收食物为主，但不要只吃软烂的食物，平时进食应多咀嚼。咀嚼的动作有助于延缓脑部衰老，避免记忆功能衰退。

● 小心食物中的"隐形盐"

老年人一定要控制盐的摄入量，除了少吃食盐，也不要忽视了食物中含有的"隐形盐"，比如面包、饼干、加工肉制品，以及酱油、辣酱、腐乳、鸡精等调料品中都含有一定量的盐分，注意少吃。

● 吃肉首选鱼肉和禽肉

鱼肉含有较多的优质蛋白质，消化率高达90%，脂肪含量低且多为不饱和脂肪酸。禽类肉营养丰富，肉质细腻，容易被老年人消化吸收。畜类肥肉、内脏不仅不易消化，还含有大量的胆固醇和饱和脂肪酸，不利于老年人身体健康。

老年人一周营养配餐方案

时间	早餐	上午加餐	午餐	下午加餐	晚餐
星期一	卷心菜木耳腐竹包 绿豆粥	苹果黄瓜 沙拉	米饭 海带焖鲫鱼 肉片冬瓜汤	香蕉	米饭 彩椒茭白炒肉 莴笋鲫鱼汤
星期二	花卷 小米粥 苦瓜炒鸡蛋	牛奶	二米饭 木耳炒豆腐皮 绿豆老鸭汤	核桃莲子羹	芝麻酱拌茄子 黄瓜炒虾仁 瘦肉豌豆粥
星期三	鸡肉馄饨 煮鸡蛋	芝麻糊	米饭 豆芽牛肉丸子 糖醋白菜 紫菜蛋花汤	雪梨	萝卜三鲜饺 清炒生菜 番茄疙瘩汤
星期四	牛肉青菜拉面	西瓜	米饭 清炖豆腐狮子头 萝卜生菜汤	苹果	香菇菜包 西葫芦炒鸡蛋
星期五	小米红枣发糕 牛奶	蔬汁 鲜榨果	米饭 莴笋炒鸡丁 青椒土豆丝 鲜菌美味汤	红枣桂圆羹	玉米窝头 炝炒紫甘蓝 白菜瘦肉粥
星期六	鸡蛋煎饼 豆腐脑	香蕉	米饭 红枣山药炖乌鸡 韭菜炒藕丝	芝麻糊	金针菇拌黄瓜 番茄煎蛋面
星期日	紫薯芝麻饼 牛奶 煮鸡蛋	燕麦粥	米饭 菠菜粉丝 清蒸鳜鱼	酸奶	米饭 四芹百合 鲜蘑豆腐汤

【营养食谱推荐】

鸡肉馄饨

材料： 鸡脯肉65克，面粉80克，鸡蛋液15克，姜末、葱花、香菜、
紫菜、高汤、香油、盐各适量。

做法：

❶ 鸡脯肉用刀剁成泥，加入盐、葱花、姜末拌成馄饨馅。

❷ 面粉加入水和鸡蛋液，和面团制成馄饨皮，馄饨皮中放入鸡肉馅
逐个包完。

❸ 锅中加水烧开，放入馄饨煮熟，盛入碗中，加高汤，放入紫菜、
葱花、香菜，滴入香油即可。

瘦肉豌豆粥

材料： 猪瘦肉、豌豆各60克，大米200克，葱花、姜末、料酒、香
油、植物油、盐各适量。

做法：

❶ 豌豆洗净；猪瘦肉洗净，剁成末；大米用清水淘净，泡半小时。

❷ 锅中放入大米，加清水烧开，改中火，放入姜末、豌豆煮至米粒
开花。

❸ 放入猪肉末，改小火熬至粥浓稠，加入植物油、盐、料酒调味，
淋香油，撒上葱花即可。

金针菇拌黄瓜

材料： 金针菇150克，黄瓜150克，红椒50克，蒜末、香油、盐各
适量。

做法：

❶ 金针菇切去根部，洗净撕散；红椒洗净，切细丝；黄瓜洗净，
切丝。

❷ 将金针菇、红椒丝放入沸水中焯烫片刻，捞起冲凉，沥干水分，装入容器中。

❸ 加入黄瓜丝、盐、蒜末、香油拌匀，装盘即可。

木耳炒豆腐皮

材料：木耳200克，豆腐皮100克，姜丝、青尖椒丝、植物油、盐各适量。

做法：

❶ 木耳用凉水浸泡，清理根部，洗净后撕成小朵。

❷ 豆腐皮洗净，切成细丝，并用沸水焯一下捞出，焯的时间不要过长，再过凉水备用。

❸ 锅中加入植物油烧热，放入姜丝爆香，放入青尖椒丝、木耳翻炒，放入豆腐皮丝，加入盐调味，出锅装盘即可。

苦瓜炒鸡片

材料：苦瓜250克，去皮鸡肉300克，植物油、料酒、淀粉、盐各适量。

做法：

❶ 去皮鸡肉洗净切片，加适量料酒、淀粉和盐搅拌均匀，腌制片刻。

❷ 苦瓜洗净去瓤，切成片，倒入沸水中略烫，捞出，沥去水分。

❸ 锅中加植物油烧至四成热，倒入鸡片，迅速滑炒至熟，盛出。

❹ 另起锅加植物油烧热，倒入苦瓜急火快炒，快熟时加入鸡片，加适量盐调味，继续炒熟即可。

番茄疙瘩汤

材料：面粉45克，白菜60克，番茄45克，葱花、香菜碎、植物油、盐各适量。

做法：

❶ 面粉放盆中，边加水边用筷子搅成小疙瘩；白菜切丝；番茄切片。

❷ 锅中放植物油烧热，用葱花炝锅，下入白菜和番茄炒一下，加水烧开。

❸ 下入拌好的面疙瘩，边下边搅，加盐，小火煮熟后出锅，撒上香菜碎即可。

鲜菌美味汤

材料： 水发口蘑、平菇、草菇各150克，香菜末、高汤、鸡油、料酒、白糖、盐各适量。

做法：

❶ 水发口蘑去根，洗净，放入沸水中焯一下捞出，过凉水，沥干；草菇、平菇分别洗净，切段。

❷ 平菇、口蘑、草菇放入炖盅内，加入高汤、盐、白糖、料酒、鸡油，盖上盖上锅蒸熟取出，撒入香菜末即可。

莴笋鲫鱼汤

材料： 莴笋300克，鲫鱼1条，姜片、植物油、盐各适量。

做法：

❶ 莴笋去皮，洗净，切块；鲫鱼处理干净。

❷ 锅中加植物油，烧热后下鲫鱼，煎至两面微黄，放适量清水、姜片、莴笋一起炖煮。

❸ 加盖煮约1个小时后，加适量盐调味即可。

附录：常见营养素缺乏的表现及食物来源

营养素	每日摄入量（成人）	缺乏的主要表现	主要食物来源
蛋白质	50～70 克	生长发育缓慢、免疫力下降、肌肉萎缩、智力缺陷、易患肠胃疾病等	五谷、豆类、花生、核桃、牛肉、猪瘦肉、鸡肉、草鱼、鲤鱼及蛋奶等
脂肪	占总热量的20%～30%	代谢能力降低、影响大脑发育、疲劳乏力、容易饥饿、营养不良等	肉类、鸡蛋、牛奶、大豆、核桃、花生，以及花生油、菜籽油、芝麻油等植物油
碳水化合物	120 克	体重减轻、四肢无力、头晕心悸、血糖过低、反应迟钝、容易疲劳等	玉米、小麦、大米、土豆、红薯、山药、豆类、水果、各种糖等
膳食纤维	25～30 克	体内毒素堆积、易便秘、引发肥胖症、易患结肠癌、易患心血管疾病等	荞麦、燕麦、大麦类谷物及豆类、蔬菜、水果、根茎类食物等
维生素 A	800 微克	视力下降、眼睛干涩、皮肤粗糙干燥、呼吸道易感染、个子矮小、免疫力下降等	动物肝脏、鱼肝油、胡萝卜、南瓜、韭菜、芒果、杏、柿子、奶油、蛋黄等
维生素 C	100 毫克	牙龈出血、经常流鼻血、贫血与坏血症、经常疲劳、易患白内障、免疫力下降等	西蓝花、青椒、番茄、黄瓜、油菜、菠菜、猕猴桃、柠檬、橙子、橘子、红枣等
维生素 D	10～15 微克	儿童发育不良、失眠多梦、骨骼疏松、手足搐搦、易患佝偻病、易形成龋齿等	香菇、沙丁鱼、小鱼干、鱼肝油、牛肝、猪肝、鸡肝、蛋、牛奶等
维生素 E	14 毫克	视力下降、毛发易脱落、皮肤干燥、器官提前老化、免疫力降低、易患心血管疾病等	小麦、胚芽、黑豆、黄豆、口蘑、莴笋、核桃、杏仁、松子、动物肝脏等
维生素 K	80 微克	牙龈出血、常流鼻血、伤口出血不止、尿血或胃出血、容易骨质疏松等	苜蓿、菠菜、生菜、香菜、豌豆、鸡蛋、奶油等
维生素 B_1	1.4 毫克	情绪暴躁、焦虑、经常便秘、常感疲劳、食欲不振、消化不良等	米糠、麦麸、花生、芝麻、葵花子、肉类、豆类等
维生素 B_2	1.4 毫克	眼睛畏光流泪、视物模糊、口腔溃疡、口角炎症、脂溢性皮炎、老年白内障等	菠菜、油菜、香菇、木耳、花生、蛋、牛奶、动物肝脏、瘦肉、鱼等
维生素 B_6	1.4 毫克	精神紧张、脾气暴躁、失眠或嗜睡、食欲不振、经期易出现不适等	谷物、大豆、深色蔬菜、番茄、香蕉、鸡肉、蛋等
维生素 B_{12}	2.4 微克	消化不良、免疫力下降、记忆力减退、头痛、毛发稀黄、易出现恶性贫血等	瘦肉、鸡肉、猪肉、牡蛎、动物肝脏、鱼类、蛋、奶等

（续表）

营养素	每日摄入量（成人）	缺乏的主要表现	主要食物来源
烟酸（维生素B₃）	15 毫克	焦虑悲观、失眠、记忆力差、经常偏头痛、常感疲劳、肠胃功能失调等	玉米、燕麦、荞麦等谷类，以及猪瘦肉、蛋、奶、芦笋、大蒜、百合、蕨菜等
叶酸（维生素B₉）	400 微克	贫血、胎儿发育不良、精神欠佳、抵抗力下降、失眠健忘等	绿叶蔬菜、柑橘、核桃、花生、肝脏、豆类等
泛酸（维生素B₅）	5 毫克	肌肉抽筋、疲劳倦怠、低血糖症状、头痛失眠、抑郁焦虑、食欲不振等	全谷物、乳制品、肝脏、肉类，以及腰果、杏仁、松子等坚果
生物素（维生素H）	40 微克	少白发、头发干燥脱落、指甲易碎裂、疲劳健忘、脸色黑等	糙米、小麦胚芽、蛋黄、鱼类、瘦肉、动物肝脏和肾脏、坚果等
钙	800 毫克	骨质疏松、腰背酸痛、易患牙病、失眠烦躁、发育不良、免疫力低下等	黄豆、豆腐、海带、紫菜、虾皮、鱼类、贝类、牛奶、酸奶、花生、芝麻等
磷	720 毫克	骨骼发育不良、牙龈肿胀、肌肉酸痛、容易疲倦、生长发育迟缓等	小麦胚芽、莲子、鸡蛋、豆腐、南瓜子、葵花子、干贝、虾皮等
镁	330 毫克	心律失常、急躁、紧张、心悸、疲倦、暴躁、手脚抽搐、易患高血压等	玉米、燕麦、小米、土豆、辣椒、桂圆、香蕉、花生、芝麻、黄豆、蚕豆、蜂蜜等
钾	2000 毫克	全身疲惫、低血糖症状、心律不齐、身体水肿、肌肉无力、呕吐、腹泻等	香蕉、苹果、西瓜、口蘑、竹笋、莴笋、豆类、薯类等
钠	1500 毫克	血压异常低下、容易脱水中暑、恶心呕吐、眩晕疲倦、体重减轻等	胡萝卜、海带、腌肉、发酵豆制品、各种调味品等
铜	800 微克	骨质疏松、贫血、记忆力下降、反应迟钝、头发早白、神经衰弱等	口蘑、海米、榛子、葵花子、芝麻酱、西瓜子、茶叶、牡蛎、贝类等
碘	120 微克	甲状腺肿大、体重增加、发育缓慢、嗜睡怕冷、智力易受损等	菠菜、海带、紫菜、裙带菜、海参、海蜇、虾皮、碘盐等
铁	12 毫克	贫血、脸色苍白、头晕目眩、健忘、食欲不振、免疫力下降等	燕麦、菠菜、木耳、葡萄干、动物肝脏、牡蛎、蛤蜊、蛋黄等
锌	12.5 毫克	味觉迟钝、记忆力减退、发育不良、免疫力下降、前列腺肥大等	小米、茄子、白菜、土豆、葵花子、南瓜子、核桃、动物肝脏、牡蛎、鲱鱼等
硒	60 微克	过早衰老、皮肤色斑、易患白内障、可能诱发克山病或大骨节病、影响心血管健康等	扁豆、香菇、大蒜、桑葚、桂圆、腰果、牡蛎、沙丁鱼、贝类、鸡蛋等
铬	30 微克	毛发干枯、皮肤长皱纹、视力下降、易患糖尿病、胆固醇升高、动脉粥样硬化等	动物肝脏、牛肉、鸡肉、贝类、鱼类、全谷类、蛋、奶等